बालों की समस्याओं पर 50 लेख

डॉ. मुकेश अग्रवाल

अनुक्रम

भूमिका

बाल केवल हमारी सुंदरता का हिस्सा नहीं हैं, बल्कि वे हमारे स्वास्थ्य, जीवनशैली और मानसिक स्थिति का भी आईना हैं। आज के समय में बाल झड़ना, डैंड्रफ, स्कैल्प की खुजली, पतले होते बाल, गंजापन और समय से पहले सफेद बाल जैसी समस्याएँ हर उम्र के लोगों में तेजी से बढ़ रही हैं।

बहुत से लोग बालों की परेशानी होने पर घबरा जाते हैं। कोई तुरंत तेल बदल देता है, कोई महंगे शैंपू खरीदता है, तो कोई इंटरनेट के घरेलू नुस्खों में उलझ जाता है। लेकिन सच्चाई यह है कि बालों की समस्या केवल बाहरी नहीं होती — उसके पीछे शरीर के अंदर के कारण भी होते हैं, जैसे तनाव, हार्मोनल असंतुलन, पोषण की कमी, थायरॉइड, डायबिटीज, इम्यून सिस्टम की गड़बड़ी और जीवनशैली की गलतियाँ।

इसी आवश्यकता को ध्यान में रखते हुए यह पुस्तक तैयार की गई है —

"बालों की समस्याओं पर 50 लेख"।

इस पुस्तक का उद्देश्य है कि बालों से जुड़ी आम समस्याओं को वैज्ञानिक दृष्टि से, लेकिन बहुत सरल और आम बोलचाल की भाषा में समझाया जाए। यह कोई भारी मेडिकल किताब नहीं है, बल्कि एक ऐसा मार्गदर्शक है जिसे हर व्यक्ति आसानी से पढ़ सके और अपनी समस्या को समझकर सही दिशा में कदम उठा सके।

इन 50 लेखों को इस तरह व्यवस्थित किया गया है कि पाठक को बालों की बुनियादी समझ से लेकर बाल झड़ने के कारण, स्कैल्प की समस्याएँ, हार्मोनल बदलाव, उम्र के अनुसार बालों की परेशानियाँ, मानसिक तनाव का असर, खानपान और सही देखभाल तक एक पूरा रास्ता मिल सके।

इस पुस्तक में आयुर्वेद की गहराई और आधुनिक ट्राइकोलॉजी की वैज्ञानिकता — दोनों का संतुलित दृष्टिकोण रखा गया है। क्योंकि मेरा विश्वास

है कि बालों का सबसे अच्छा उपचार वही है जो शरीर को अंदर से स्वस्थ बनाकर, समस्या को जड़ से ठीक करे और साथ ही आधुनिक चिकित्सा की मदद से तेज़ और सही नियंत्रण भी दे सके।

यह पुस्तक उन सभी लोगों के लिए है जो:

बाल झड़ने से परेशान हैं

डैंड्रफ या खुजली से जूझ रहे हैं

गंजापन या पतले बालों को लेकर चिंतित हैं

महिलाओं में हार्मोनल हेयरफॉल समझना चाहते हैं

अपने बालों को स्वस्थ रखने के लिए सही जानकारी चाहते हैं

मेरी आशा है कि यह पुस्तक आपके मन से डर हटाएगी, भ्रम दूर करेगी और आपको बालों की सही देखभाल व उपचार का स्पष्ट मार्ग दिखाएगी।

बालों की समस्या कोई अंत नहीं है —

यह आपके स्वास्थ्य को बेहतर बनाने की एक शुरुआत है।

आपका विश्वास ही मेरी प्रेरणा है।

डॉ. मुकेश अग्रवाल

Founder - VHCA Hair & Skin Clinic

भाग 1

बालों की बुनियादी समझ (लेख 1–5)

बाल आखिर बनते कैसे हैं?
आसान भाषा में बालों की रचना

हम रोज़ बालों को देखते हैं, सँवारते हैं, तेल लगाते हैं, कभी झड़ने पर परेशान हो जाते हैं। लेकिन क्या आपने कभी सोचा है कि बाल बनते कैसे हैं? बाल सिर्फ सुंदरता का हिस्सा नहीं, बल्कि हमारी सेहत का भी संकेत होते हैं।
बाल शरीर की सबसे दिलचस्प संरचनाओं में से एक हैं। बाहर से जो बाल हमें दिखाई देते हैं, वह दरअसल मरा हुआ हिस्सा होता है। असली काम तो सिर की त्वचा के अंदर, बालों की जड़ों में होता है।

बाल की जड़ कहाँ होती है?

हर बाल की शुरुआत होती है एक छोटे से गड्ढे से जिसे कहा जाता है हेयर फॉलिकल। यही बालों का घर है। यह फॉलिकल सिर की त्वचा के अंदर मौजूद होता है। इसी के नीचे बाल की जड़ होती है, जिसे मेडिकल भाषा में हेयर रूट कहते हैं।
बाल की जड़ के सबसे नीचे एक हिस्सा होता है जिसे बालों का बल्ब कहा जाता है। यह बल्ब एक पौधे की जड़ जैसा काम करता है।

बालों को भोजन कहाँ से मिलता है?

बालों के बल्ब के पास बहुत बारीक रक्त नलिकाएँ होती हैं। इन्हीं के जरिए बालों को मिलता है –

- प्रोटीन
- आयरन
- विटामिन
- ऑक्सीजन

यानी बालों की अच्छी ग्रोथ के लिए शरीर का अंदर से स्वस्थ होना बहुत ज़रूरी है।

बाल किस चीज़ से बनता है?

बाल मुख्य रूप से बनता है केराटिन नामक प्रोटीन से। यही प्रोटीन हमारे नाखूनों में भी होता है। जब शरीर में केराटिन सही मात्रा में बनता है, तब बाल मजबूत होते हैं।

बाल बाहर कैसे निकलता है?

बालों की जड़ के अंदर नई कोशिकाएँ लगातार बनती रहती हैं। जैसे-जैसे नई कोशिकाएँ बनती हैं, पुरानी कोशिकाएँ ऊपर की ओर धकेली जाती हैं और धीरे-धीरे बाल बाहर निकल आता है।

यह प्रक्रिया बिल्कुल वैसी है जैसे जमीन के अंदर बीज अंकुरित होकर पौधा बनता है।

बालों के साथ तेल ग्रंथि भी होती है

हर बाल के साथ एक छोटी सी ग्रंथि जुड़ी होती है जिसे कहते हैं सेबेशियस ग्लैंड। यह प्राकृतिक तेल बनाती है जो बालों को चिकना और सुरक्षित रखता है।

अगर यह तेल ज्यादा बने तो स्कैल्प ऑयली हो जाता है, और अगर कम बने तो बाल रूखे हो जाते हैं।

बालों की मोटाई और रंग कैसे तय होता है?

बालों की मोटाई और रंग निर्भर करते हैं –

- जीन (खानदानी असर)
- हार्मोन
- पोषण
- उम्र

बालों का रंग एक विशेष पदार्थ मेलेनिन से आता है। उम्र बढ़ने पर मेलेनिन कम बनने लगता है और बाल सफेद होने लगते हैं।

निष्कर्ष

बाल केवल ऊपर दिखने वाला हिस्सा नहीं हैं, बल्कि यह शरीर के अंदर चल रही प्रक्रियाओं का परिणाम हैं। अगर बालों की जड़ स्वस्थ है तो बाल भी स्वस्थ रहेंगे। इसलिए सिर्फ शैंपू या तेल नहीं, बल्कि सही खानपान, नींद और तनाव नियंत्रण भी जरूरी है।

बाल उगने और झड़ने का चक्र
बाल आते-जाते क्यों रहते हैं

बहुत से लोग जब कंघी करते हैं और कुछ बाल झड़ते देखते हैं, तो घबरा जाते हैं। मन में तुरंत सवाल आता है —
"क्या मैं गंजा हो रहा हूँ?"
लेकिन सच्चाई यह है कि बाल झड़ना हमेशा बीमारी नहीं होता।
असल में हमारे बाल एक प्राकृतिक चक्र से गुजरते हैं। जैसे पेड़ों पर पुराने पत्ते गिरते हैं और नए पत्ते आते हैं, वैसे ही बाल भी गिरते हैं और नए उगते हैं। इसे मेडिकल भाषा में कहा जाता है हेयर ग्रोथ साइकिल यानी बालों का जीवन-चक्र।

बाल हमेशा एक जैसे नहीं रहते
हर बाल की उम्र होती है। कोई बाल 2 साल चलता है, कोई 5 साल। बाल हमेशा एक ही हालत में नहीं रहते। वह तीन मुख्य चरणों से गुजरते हैं:

1. ग्रोथ फेज (Anagen Phase) – जब बाल बढ़ते हैं

- यह बालों का सबसे लंबा और सबसे महत्वपूर्ण चरण है।
- इस समय बाल की जड़ सक्रिय होती है और बाल लगातार बढ़ता रहता है।
- यह चरण 2 से 6 साल तक चल सकता है
- सिर के लगभग 80–90% बाल इसी अवस्था में होते हैं
- अगर यह चरण सही चलता रहे तो बाल घने बने रहते हैं।

2. रेस्ट फेज (Catagen Phase) – जब बाल रुक जाते हैं

- यह एक छोटा सा ट्रांज़िशन चरण होता है।
- इसमें बाल का बढ़ना बंद हो जाता है और जड़ थोड़ी सिकुड़ने लगती है।
- यह चरण लगभग 2–3 हफ्ते चलता है
- सिर के केवल 1–2% बाल इस अवस्था में होते हैं
- यह बालों का "ब्रेक टाइम" होता है।

3. शेडिंग फेज (Telogen Phase) – जब बाल गिरते हैं

यह वह समय होता है जब बाल आराम की स्थिति में आ जाता है और फिर धीरे-धीरे झड़ जाता है।

- यह चरण लगभग 3 महीने तक चलता है
- सिर के 10–15% बाल इस अवस्था में रहते हैं

- जब नया बाल बनना शुरू होता है, तो पुराना बाल अपने आप गिर जाता है।
- इसीलिए रोज़ 50–100 बाल गिरना सामान्य माना जाता है।

बाल ज्यादा क्यों झड़ने लगते हैं?

समस्या तब होती है जब बालों का यह चक्र बिगड़ जाता है और बहुत सारे बाल एक साथ Telogen phase में चले जाते हैं।

इसके पीछे कई कारण हो सकते हैं:

- तनाव
- बुखार या बीमारी
- हार्मोनल बदलाव
- डिलीवरी के बाद
- गलत डाइट या अचानक वजन कम होना
- थायरॉइड या खून की कमी

इस स्थिति को कहा जाता है टेलोजन एफ्लुवियम, जिस पर हम आगे लेख 6 में विस्तार से चर्चा करेंगे।

निष्कर्ष

बाल झड़ना एक प्राकृतिक प्रक्रिया है।
लेकिन अगर झड़ना बहुत बढ़ जाए, बाल पतले दिखने लगें या सिर की त्वचा नजर आने लगे — तो इसे नजरअंदाज नहीं करना चाहिए।
समय पर सही जांच और इलाज से बालों की स्थिति सुधारी जा सकती है।

स्कैल्प यानी सिर की त्वचा जहाँ से बालों की जड़ जुड़ी है

हम अक्सर बालों की बात तो करते हैं, लेकिन एक चीज़ को भूल जाते हैं बालों की असली ज़मीन है स्कैल्प।
जैसे खेत अच्छा होगा तभी फसल अच्छी होगी, वैसे ही अगर स्कैल्प स्वस्थ होगा तभी बाल मजबूत और घने रहेंगे।
स्कैल्प का मतलब है सिर की त्वचा, जहाँ बालों की जड़ें लगी होती हैं। बाल बाहर दिखते हैं, लेकिन उनकी असली दुनिया सिर के अंदर छिपी होती है।

1. **स्कैल्प क्या होता है?**

स्कैल्प हमारे सिर की वह त्वचा है जो बालों को पकड़कर रखती है। यह त्वचा सामान्य त्वचा से थोड़ी अलग होती है क्योंकि इसमें:

- बहुत सारे बालों के रोम (hair follicles) होते हैं
- तेल बनाने वाली ग्रंथियाँ होती हैं
- पसीना ग्रंथियाँ होती हैं
- रक्त नलिकाओं का जाल होता है

इसी वजह से स्कैल्प को खास देखभाल की जरूरत होती है।

- बालों की जड़ स्कैल्प में कैसे रहती है?
- हर बाल की जड़ स्कैल्प के अंदर एक छोटे से गड्ढे में होती है जिसे हेयर फॉलिकल कहते हैं।
- यह फॉलिकल बालों की फैक्ट्री जैसा है।
- यही से बाल बनता है, बढ़ता है और यहीं से उसका जीवन चक्र चलता है।

बालों की जड़ के पास रक्त नलिकाएँ भोजन पहुंचाती हैं, और यही तय करती हैं कि बाल मजबूत होंगे या कमजोर।

2. **स्कैल्प का तेल क्यों जरूरी है?**

स्कैल्प में प्राकृतिक तेल बनाने वाली ग्रंथियाँ होती हैं जिन्हें सेबेशियस ग्लैंड कहते हैं।

- ये ग्रंथियाँ बालों और त्वचा को नमी देती हैं।
- अगर तेल सही मात्रा में बने तो:

- बाल चमकदार रहते हैं

- स्कैल्प सुरक्षित रहता है

लेकिन अगर तेल ज्यादा बने तो:

- स्कैल्प चिपचिपा हो जाता है
- डैंड्रफ और खुजली बढ़ जाती है
- और अगर तेल कम बने तो:
- स्कैल्प सूखने लगता है
- बाल रूखे और टूटने लगते हैं

3. स्कैल्प की समस्याएँ बालों को कैसे प्रभावित करती हैं?

बहुत लोग सिर्फ हेयरफॉल की चिंता करते हैं, लेकिन असली कारण स्कैल्प में हो सकता है।

कुछ सामान्य समस्याएँ:

- डैंड्रफ
- खुजली
- फंगल इंफेक्शन (दाद)
- सोरायसिस
- स्कैल्प में सूजन
- फुंसी और दाने

अगर स्कैल्प अस्वस्थ हो जाए तो बाल की जड़ कमजोर पड़ जाती है और बाल झड़ने लगते हैं।

4. स्कैल्प की देखभाल कैसे करें?

स्कैल्प को स्वस्थ रखने के लिए जरूरी बातें:

- साफ-सफाई रखें
- बहुत ज्यादा केमिकल प्रोडक्ट से बचें

- सही शैंपू चुनें
- जरूरत से ज्यादा तेल या बार-बार धोने से बचें
- तनाव कम करें
- पौष्टिक भोजन लें

निष्कर्ष

बालों की जड़ स्कैल्प में होती है और स्कैल्प ही बालों की असली नींव है। अगर सिर की त्वचा स्वस्थ रहेगी तो बाल अपने आप बेहतर रहेंगे।

कितना बाल झड़ना नॉर्मल है? डर और सच्चाई के बीच फर्क

बाल झड़ना आज सबसे आम चिंता बन गई है।
थोड़े से बाल कंघी में दिखे नहीं कि लोग घबरा जाते हैं —
“मेरे बाल बहुत झड़ रहे हैं, कहीं मैं गंजा तो नहीं हो जाऊँगा?”
लेकिन सवाल यह है —

1. क्या हर बार बाल झड़ना बीमारी है?

उत्तर है: नहीं।
बाल झड़ना एक प्राकृतिक प्रक्रिया है। जैसे शरीर में पुरानी त्वचा उतरती रहती है, वैसे ही पुराने बाल गिरते हैं और नए बाल आते हैं।

2. रोज़ कितने बाल झड़ना सामान्य है?

सामान्य तौर पर एक व्यक्ति के सिर पर लगभग 1 लाख बाल होते हैं।
इनमें से रोज़ कुछ बाल गिरना बिल्कुल प्राकृतिक है।

- रोज़ 50 से 100 बाल झड़ना सामान्य माना जाता है।

यह इसलिए होता है क्योंकि बालों का जीवन चक्र चलता रहता है —

- कुछ बाल बढ़ रहे होते हैं
- कुछ आराम कर रहे होते हैं
- कुछ गिरने की तैयारी में होते हैं
- इसलिए रोज़ कुछ बाल गिरना डरने की बात नहीं।

3. बाल ज्यादा झड़ रहे हैं या सिर्फ लग रहा है?

कई बार झड़ना उतना नहीं होता जितना दिखाई देता है।
उदाहरण:
लंबे बाल गिरें तो ज्यादा लगते हैं
बाल धोने के बाद ज्यादा बाल निकलते दिखते हैं
कंघी करने पर एक साथ बाल निकल आते हैं
असल में वे बाल पहले ही गिरने वाले थे, बस अब दिखाई दिए।

4. कब बाल झड़ना चिंता का कारण बनता है?

कुछ स्थितियों में बाल झड़ना सामान्य नहीं होता, जैसे:

- बहुत ज्यादा बाल गिरना

अगर रोज़ 150–200 से ज्यादा बाल झड़ रहे हों।

- बालों का पतला होना

बाल झड़ते-झड़ते सिर की त्वचा दिखने लगे।

- बीच से मांग चौड़ी होना

महिलाओं में यह एक आम संकेत है।

- बालों की लाइन पीछे जाना

पुरुषों में माथे के बाल पीछे हटने लगते हैं।

- गोल-गोल खाली जगह बनना

यह एलोपेसिया एरियाटा हो सकता है।

- खुजली, जलन या डैंड्रफ के साथ झड़ना

यह स्कैल्प इंफेक्शन का संकेत हो सकता है।

बाल झड़ने के आम कारण

बाल झड़ने के पीछे कई कारण हो सकते हैं:

- तनाव और चिंता
- नींद की कमी
- खून की कमी (एनीमिया)
- थायरॉइड
- हार्मोनल बदलाव
- डिलीवरी के बाद
- क्रैश डाइटिंग
- कुछ दवाइयाँ
- खराब स्कैल्प हेल्थ

5. घर पर कैसे पहचानें कि झड़ना ज्यादा है?

एक आसान तरीका:

- बाल धोने के बाद देखें, क्या बालों की मात्रा अचानक बढ़ गई है?
- कंघी में रोज़ बालों का गुच्छा आ रहा है?

- तकिए पर बहुत ज्यादा बाल मिल रहे हैं?

अगर हाँ, तो डॉक्टर से सलाह लेना उचित है।

निष्कर्ष

बाल झड़ना हमेशा बीमारी नहीं, बल्कि एक प्राकृतिक चक्र है।
लेकिन अगर बाल झड़ना लगातार बढ़ रहा हो या बाल पतले हो रहे हों, तो इसे नजरअंदाज नहीं करना चाहिए।
समय पर सही जांच से समस्या को बढ़ने से रोका जा सकता है।

बाल क्या बताते हैं आपकी सेहत के बारे में?

हम अक्सर बालों को सिर्फ सुंदरता से जोड़कर देखते हैं।
लेकिन सच यह है कि बाल केवल सजावट नहीं हैं, बल्कि वे हमारे शरीर की अंदरूनी सेहत का आईना भी हैं।
आपके बालों की स्थिति देखकर कई बार यह अंदाजा लगाया जा सकता है कि शरीर के अंदर क्या चल रहा है।
बालों को यूं ही "हेयर" नहीं कहा जाता, वे वास्तव में "हेल्थ इंडिकेटर" हैं।
बालों का झड़ना शरीर का संकेत हो सकता है
अगर अचानक बाल बहुत ज्यादा झड़ने लगें, तो इसका मतलब सिर्फ शैंपू या तेल नहीं होता।
कई बार यह संकेत होता है कि शरीर में कोई कमी या गड़बड़ी चल रही है।
उदाहरण:

- तेज बुखार के बाद
- ऑपरेशन या बीमारी के बाद
- कोविड के बाद
- मानसिक तनाव के बाद

यह स्थिति "टेलोजन एफ्लुवियम" कहलाती है।
बालों का रूखा और कमजोर होना क्या बताता है?
अगर बाल बहुत सूखे, बेजान और टूटने वाले हो जाएं, तो इसका कारण हो सकता है:

- शरीर में पानी की कमी
- प्रोटीन की कमी
- अत्यधिक केमिकल का प्रयोग
- विटामिन की कमी
- बालों को सही पोषण नहीं मिलता तो वे कमजोर हो जाते हैं।

बालों का सफेद होना – सिर्फ उम्र नहीं
बाल सफेद होना सामान्य है, लेकिन अगर बहुत कम उम्र में सफेद होने लगें तो कारण हो सकते हैं:

- विटामिन B12 की कमी

- थायरॉइड की समस्या
- अत्यधिक तनाव
- खानदानी प्रभाव

इसलिए सिर्फ मेहंदी लगाने से समस्या नहीं सुलझती, जांच जरूरी होती है।

डैंड्रफ और खुजली क्या बताती है?

अगर सिर में लगातार डैंड्रफ या खुजली है, तो इसका मतलब हो सकता है:
स्कैल्प इंफेक्शन

- फंगल समस्या
- ऑयली स्कैल्प
- सेबोरिक डर्मेटाइटिस
- सोरायसिस जैसी बीमारी

यह संकेत है कि स्कैल्प की जड़ कमजोर हो सकती है।
बालों का पतला होना – हार्मोन का असर
अगर बाल धीरे-धीरे पतले होते जा रहे हैं, तो इसके पीछे हार्मोनल कारण भी हो सकते हैं:
महिलाओं में PCOS
मेनोपॉज़ के बाद
पुरुषों में DHT हार्मोन का असर
इसे समय रहते समझना जरूरी है।

बालों की ग्रोथ रुक जाना क्या दर्शाता है?

अगर बाल बढ़ना बंद हो जाए, तो यह संकेत हो सकता है:

- आयरन की कमी (एनीमिया)
- थायरॉइड
- गलत डाइटिंग
- लंबे समय से तनाव
- नींद की कमी

बाल वही बढ़ते हैं जिन्हें अंदर से पोषण मिले।
बालों की देखभाल का सही मतलब
बालों का इलाज सिर्फ बाहर से तेल और शैंपू नहीं है।
सही इलाज का मतलब है:

- सही पोषण
- सही जांच
- तनाव कम करना
- अच्छी नींद
- स्कैल्प की सही देखभाल

निष्कर्ष

बाल हमें रोज़ कुछ न कुछ बताते हैं।
अगर हम ध्यान दें तो बालों की समस्याओं के पीछे छिपी शरीर की जरूरतों को समझ सकते हैं।
बाल केवल सिर पर नहीं होते, वे हमारे पूरे स्वास्थ्य से जुड़े होते हैं।

भाग 2

बाल झड़ने की समस्याएँ (लेख 6–15)

टेलोजन एफ्लुवियम
अचानक बहुत ज़्यादा बाल झड़ने की समस्या

कई बार ऐसा होता है कि व्यक्ति के बाल पहले बिल्कुल ठीक होते हैं, लेकिन अचानक कुछ हफ्तों में ही बाल तेजी से झड़ने लगते हैं।
कंघी करें तो बाल निकलें, नहाएँ तो ढेर बाल गिरें, तकिए पर बाल दिखें — और डर बैठ जाए कि "अब तो गंजापन शुरू हो गया।"
लेकिन बहुत बार यह गंजापन नहीं होता।
यह एक आम और अस्थायी समस्या होती है जिसे मेडिकल भाषा में कहा जाता है —
टेलोजन एफ्लुवियम (Telogen Effluvium)

1. टेलोजन एफ्लुवियम क्या होता है?

हमारे बाल एक चक्र में चलते हैं:
बाल बढ़ते हैं (ग्रोथ फेज)
कुछ समय रुकते हैं (रेस्ट फेज)
फिर गिरते हैं (शेडिंग फेज)
सामान्य रूप से सिर के 10–15% बाल ही झड़ने की अवस्था में होते हैं।
लेकिन टेलोजन एफ्लुवियम में अचानक बहुत सारे बाल एक साथ "झड़ने वाले फेज" में चले जाते हैं।
इससे कुछ ही समय में बाल बहुत ज्यादा झड़ने लगते हैं।

2. यह समस्या कब होती है?

टेलोजन एफ्लुवियम अक्सर किसी झटके के 2–3 महीने बाद शुरू होता है।
इसके आम कारण हैं:

- तेज बुखार या गंभीर बीमारी

डेंगू, टाइफाइड, इंफेक्शन आदि के बाद

- कोविड के बाद

कोविड के बाद बाल झड़ना बहुत आम देखा गया

- ऑपरेशन या बड़ा शारीरिक तनाव
- मानसिक तनाव

लंबे समय की चिंता, सदमा या डिप्रेशन

- अचानक वजन घटाना या क्रैश डाइट

बहुत कम खाना या तेजी से डाइटिंग

- प्रेगनेंसी और डिलीवरी के बाद

हार्मोनल बदलाव के कारण

- खून की कमी और पोषण की कमी

आयरन, प्रोटीन, विटामिन D, B12 की कमी
थायरॉइड की समस्या

3. इसके लक्षण क्या होते हैं?

टेलोजन एफ्लुवियम में:

- पूरे सिर से बाल झड़ते हैं
- बाल पतले लगने लगते हैं
- लेकिन सिर पर पूरी तरह खाली जगह नहीं बनती
- बालों की जड़ें बची रहती हैं
- इसमें आमतौर पर पैच नहीं बनते जैसे एलोपेसिया में बनते हैं।

4. क्या यह स्थायी समस्या है?

अच्छी खबर यह है कि
टेलोजन एफ्लुवियम अधिकतर मामलों में अस्थायी होता है।
यदि कारण ठीक हो जाए, तो 3–6 महीने में बाल झड़ना कम हो जाता है और नए बाल फिर उगने लगते हैं।
लेकिन यदि समस्या लंबे समय तक बनी रहे, तो डॉक्टर की जांच जरूरी है।
इलाज और देखभाल
टेलोजन एफ्लुवियम में इलाज का मुख्य लक्ष्य है कारण को ठीक करना:

- तनाव कम करें
- पूरी नींद लें
- संतुलित आहार लें
- आयरन और विटामिन की जांच कराएं
- गलत हेयर प्रोडक्ट और केमिकल से बचें
- डॉक्टर की सलाह से उपचार लें

निष्कर्ष

अगर अचानक बाल बहुत झड़ रहे हों तो घबराइए नहीं।
हर बार इसका मतलब गंजापन नहीं होता।
टेलोजन एफ्लुवियम एक सामान्य, अस्थायी और इलाज योग्य स्थिति है — बस सही समय पर पहचान और सही देखभाल जरूरी है।

पुरुषों का गंजापन सिर्फ खानदानी वजह नहीं

पुरुषों में बाल झड़ना आज बहुत आम समस्या बन चुकी है।
अक्सर लोग इसे हल्के में कह देते हैं —
"यह तो खानदानी है, पापा भी गंजे थे।"
लेकिन सच्चाई यह है कि पुरुषों का गंजापन सिर्फ वंशानुगत कारणों से नहीं होता, इसके पीछे कई और कारण भी काम करते हैं।
पुरुषों में सबसे सामान्य प्रकार का गंजापन कहलाता है —
एंड्रोजेनेटिक एलोपेसिया (Male Pattern Baldness)

यह गंजापन कैसे शुरू होता है?

यह समस्या धीरे-धीरे बढ़ती है।
शुरुआत में:

- माथे के दोनों किनारों से बाल पीछे हटने लगते हैं
- सिर के ऊपर (क्राउन एरिया) बाल पतले होने लगते हैं
- धीरे-धीरे बाल छोटे, कमजोर और कमज़ोर होते जाते हैं
- इसे ही "मेल पैटर्न" गंजापन कहा जाता है।

क्या यह सिर्फ जीन की वजह से होता है?

जीन यानी खानदानी असर इसका एक बड़ा कारण है, लेकिन अकेला नहीं।
इसके साथ-साथ और भी बातें जुड़ी होती हैं जैसे:

- हार्मोन का असर (DHT)

पुरुषों में एक हार्मोन होता है टेस्टोस्टेरोन।
यह शरीर में बदलकर बनता है DHT (डाइहाइड्रोटेस्टोस्टेरोन)।
कुछ लोगों में यह DHT बालों की जड़ों पर हमला करता है।
इससे:

- जड़ें सिकुड़ने लगती हैं
- बाल पतले होते हैं
- बालों की ग्रोथ कम हो जाती है
- धीरे-धीरे बाल उगना बंद हो जाता है

गंजापन बढ़ाने वाले अन्य कारण
आजकल गंजापन जल्दी शुरू होने के पीछे कुछ जीवनशैली कारण भी हैं:

- तनाव और चिंता

लंबे समय का तनाव बालों को कमजोर करता है

- नींद की कमी

नींद बालों की मरम्मत का समय होती है

- खराब खानपान

प्रोटीन, आयरन, विटामिन की कमी से बाल कमजोर होते हैं

- धूम्रपान और शराब

ब्लड सर्कुलेशन बिगड़ता है

- बार-बार केमिकल ट्रीटमेंट

जेल, कलर, स्ट्रेटनिंग का असर

- डैंड्रफ और स्कैल्प इंफेक्शन

स्कैल्प अस्वस्थ हो तो जड़ कमजोर होती है

क्या हर पुरुष गंजा होता है?

नहीं।

बहुत से पुरुषों में बाल पूरी उम्र बने रहते हैं, क्योंकि:

- उनके हार्मोन बैलेंस रहते हैं
- उनकी जड़ें DHT के प्रति संवेदनशील नहीं होतीं
- लाइफस्टाइल बेहतर होती है

इलाज संभव है या नहीं?

जी हाँ।

आज पुरुषों के गंजापन का इलाज संभव है, लेकिन शर्त है —
जल्दी शुरुआत।

उपचार में शामिल हो सकता है:

- स्कैल्प जांच
- सही दवाएं (डॉक्टर की सलाह से)
- पोषण सुधार
- PRP या आधुनिक उपचार
- आयुर्वेदिक सपोर्ट
- हेयर ट्रांसप्लांट (ज़रूरत पर)

निष्कर्ष

पुरुषों का गंजापन सिर्फ किस्मत या खानदानी बात नहीं है।
यह एक मेडिकल समस्या है, जिसमें हार्मोन, तनाव, पोषण और स्कैल्प हेल्थ सभी भूमिका निभाते हैं।
समय पर सही सलाह लेकर बालों को लंबे समय तक बचाया जा सकता है।

महिलाओं में बाल पतले होना हार्मोन, तनाव और ज़िंदगी

आज बालों की समस्या सिर्फ पुरुषों तक सीमित नहीं रही।
बहुत बड़ी संख्या में महिलाएं भी शिकायत करती हैं —
"मेरे बाल पहले बहुत घने थे, अब धीरे-धीरे पतले हो रहे हैं।"
"चोटी छोटी हो गई है।"
"बाल झड़ तो रहे हैं, लेकिन सिर पूरा खाली नहीं हो रहा।"
महिलाओं में बालों का पतला होना एक आम लेकिन गंभीर चिंता बन चुका है।

महिलाओं में बाल पतले कैसे होते हैं?

महिलाओं में अक्सर बाल झड़ने का तरीका अलग होता है।
पुरुषों की तरह पीछे से गंजापन नहीं होता, बल्कि:

- पूरे सिर से बाल कम होने लगते हैं
- बीच की मांग चौड़ी दिखने लगती है
- बालों की मोटाई घटने लगती है
- चोटी पतली हो जाती है

इस स्थिति को कहा जाता है —
Female Pattern Hair Loss

इसके मुख्य कारण क्या हैं?

महिलाओं में बाल पतले होने के पीछे कई अंदरूनी कारण होते हैं:

1. हार्मोनल बदलाव

महिलाओं का शरीर हार्मोन पर बहुत निर्भर होता है।
हार्मोन बदलने से बालों पर सीधा असर पड़ता है, जैसे:

- प्रेगनेंसी के दौरान
- डिलीवरी के बाद
- मेनोपॉज़ के समय
- PCOS जैसी समस्या में

हार्मोन असंतुलन बालों की जड़ों को कमजोर बना देता है।

2. तनाव और मानसिक दबाव

आज की महिलाएं घर और काम दोनों संभालती हैं।
लगातार तनाव से शरीर "सर्वाइवल मोड" में चला जाता है और बालों को पोषण मिलना कम हो जाता है।
तनाव के कारण:
बाल जल्दी झड़ते हैं

बालों की ग्रोथ धीमी हो जाती है
स्कैल्प कमजोर होता है

3. खून की कमी (एनीमिया)

महिलाओं में आयरन की कमी बहुत सामान्य है।
जब शरीर में आयरन कम होता है, तो बालों की जड़ तक ऑक्सीजन नहीं पहुंचती।
परिणाम:
बाल कमजोर
बाल पतले
बाल झड़ने लगते हैं

4. गलत डाइटिंग और पोषण की कमी

बहुत सी महिलाएं वजन घटाने के लिए खाना कम कर देती हैं।
लेकिन बालों को चाहिए:
प्रोटीन
विटामिन D
B12
जिंक
आयरन
इनकी कमी से बाल पतले हो जाते हैं।

5. थायरॉइड की समस्या

थायरॉइड महिलाओं में एक आम समस्या है।
यह बालों के चक्र को बिगाड़ देता है और बाल लगातार झड़ते रहते हैं।

6. ज्यादा केमिकल और हीट

महिलाएं अक्सर:
स्ट्रेटनिंग
कलर
ब्लो ड्राय
हेयर स्पा
करवाती हैं, जिससे बाल ऊपर से कमजोर हो जाते हैं।
इलाज और समाधान
महिलाओं में इलाज का सही तरीका है:

- कारण की जांच करना
- हार्मोन और आयरन की जांच
- सही खानपान
- तनाव कम करना
- स्कैल्प ट्रीटमेंट

- डॉक्टर की सलाह से दवाएं और थेरेपी

ध्यान रहे —
महिलाओं का बाल झड़ना इलाज से काफी हद तक सुधर सकता है।

निष्कर्ष

महिलाओं में बाल पतले होना सिर्फ "ब्यूटी प्रॉब्लम" नहीं है।
यह शरीर के अंदर चल रही हार्मोनल, पोषण और मानसिक स्थिति का संकेत है।
समय पर ध्यान देने से बालों को फिर से स्वस्थ बनाया जा सकता है।

एलोपेसिया एरियाटा
जब शरीर खुद बालों पर हमला करे

कभी-कभी बाल झड़ने की समस्या सामान्य तरीके से नहीं होती।
कुछ लोगों के सिर पर अचानक एक गोल जगह खाली दिखने लगती है।
बाल झड़ते हैं, लेकिन पूरे सिर से नहीं — बल्कि एक या कई गोल पैच में।
लोग घबरा जाते हैं और सोचते हैं —
"क्या यह कोई इंफेक्शन है?"
"क्या यह गंजापन हमेशा के लिए हो जाएगा?"
इस स्थिति को कहा जाता है —
एलोपेसिया एरियाटा (Alopecia Areata)

एलोपेसिया एरियाटा क्या है?

- यह एक ऐसी बीमारी है जिसमें शरीर का अपना इम्यून सिस्टम (रक्षा प्रणाली) गलती से बालों की जड़ों को दुश्मन समझ लेता है।
- यानि शरीर खुद ही अपने बालों पर हमला कर देता है।
- इससे बालों की जड़ें कमजोर हो जाती हैं और बाल अचानक झड़ जाते हैं।

यह कैसे दिखाई देता है?

एलोपेसिया में आमतौर पर:

- सिर पर गोल-गोल खाली पैच बनते हैं
- त्वचा चिकनी रहती है
- वहां खुजली या दर्द नहीं होता
- बाल अचानक गिरते हैं, धीरे-धीरे नहीं
- कभी-कभी यह समस्या:
- दाढ़ी में
- भौंहों में
- शरीर के अन्य हिस्सों में भी हो सकती है

इसके मुख्य कारण क्या हैं?

एलोपेसिया एरियाटा का मुख्य कारण है —

- ऑटोइम्यून डिसऑर्डर

लेकिन इसके पीछे कुछ ट्रिगर भी होते हैं:

- तनाव

बहुत बार मानसिक तनाव के बाद यह शुरू हो जाता है

- आनुवंशिक कारण

कुछ परिवारों में इसका जोखिम ज्यादा होता है

- एलर्जी या अन्य इम्यून बीमारी

जैसे थायरॉइड, विटिलिगो

- वायरल इंफेक्शन के बाद

ध्यान रहे —

- यह छूने से फैलने वाला रोग नहीं है।
- क्या यह स्थायी गंजापन है?
- यह सबसे बड़ा सवाल होता है।

अच्छी बात यह है कि:

- एलोपेसिया एरियाटा में बाल वापस उग सकते हैं।

बहुत से मरीजों में कुछ महीनों में नए बाल आने लगते हैं।
लेकिन कुछ मामलों में यह बढ़ सकता है:

- पूरे सिर के बाल चले जाएं (Alopecia Totalis)
- पूरे शरीर के बाल चले जाएं (Alopecia Universalis)

इसलिए समय पर इलाज जरूरी है।

इलाज कैसे होता है?

एलोपेसिया का इलाज व्यक्ति की स्थिति पर निर्भर करता है।
उपचार में शामिल हो सकता है:

- डॉक्टर द्वारा दी गई दवाएं
- स्टेरॉयड लोशन या इंजेक्शन
- इम्यून मॉड्यूलेटिंग थेरेपी
- PRP या आधुनिक उपचार
- आयुर्वेदिक सपोर्ट और तनाव नियंत्रण

सबसे जरूरी है:

- घबराना नहीं
- इलाज जल्दी शुरू करना
- धैर्य रखना

क्या घरेलू उपाय काफी हैं?

एलोपेसिया में सिर्फ तेल या घरेलू उपाय पर्याप्त नहीं होते।
यह अंदरूनी इम्यून समस्या है, इसलिए विशेषज्ञ सलाह जरूरी है।

निष्कर्ष

एलोपेसिया एरियाटा एक ऐसी स्थिति है जिसमें शरीर अपने बालों की जड़ों पर हमला कर देता है।
यह डरावनी जरूर लगती है, लेकिन सही इलाज से बाल वापस आ सकते हैं।
समय पर पहचान और उपचार सबसे महत्वपूर्ण है।

महिलाओं में पूरे सिर से बाल झड़ना कारण कैसे पहचानें

महिलाओं में बाल झड़ने की समस्या आज बहुत तेजी से बढ़ रही है।
कई महिलाएं परेशान होकर कहती हैं —

- "मेरे बाल पूरे सिर से झड़ रहे हैं।"
- "बालों की मात्रा आधी रह गई है।"
- "मैंने कोई एक पैच नहीं देखा, लेकिन बाल लगातार कम हो रहे हैं।"
- महिलाओं में यह समस्या अक्सर पुरुषों जैसी गंजापन नहीं बनाती, बल्कि पूरे सिर से बाल पतले होते जाते हैं। इसे नजरअंदाज करना सही नहीं है।

महिलाओं में पूरे सिर से बाल झड़ने का मतलब क्या है?
जब बाल किसी एक जगह से नहीं बल्कि पूरे सिर से गिरें, तो इसे कहा जाता है —

Diffuse Hair Fall
यानि पूरे सिर का बाल झड़ना
इसमें:

- बाल हर तरफ से कम होते हैं
- चोटी पतली हो जाती है
- मांग चौड़ी नजर आने लगती है
- सिर पूरी तरह गंजा नहीं होता

इसके पीछे मुख्य कारण क्या हो सकते हैं?
महिलाओं में पूरे सिर से बाल झड़ने के कई कारण होते हैं। सही इलाज के लिए कारण पहचानना जरूरी है।

1. टेलोजन एफ्लुवियम (अचानक झड़ना)
यह सबसे सामान्य कारण है।
यह तब होता है जब:

- बुखार
- बीमारी
- कोविड
- ऑपरेशन
- सदमा या तनाव
- के 2–3 महीने बाद बाल तेजी से झड़ने लगते हैं।

यह अस्थायी होता है और ठीक हो सकता है।

2. आयरन की कमी और एनीमिया

- महिलाओं में पीरियड्स के कारण आयरन की कमी आम है।
- आयरन कम होगा तो बालों की जड़ों तक ऑक्सीजन नहीं पहुंचेगी और बाल झड़ेंगे।

3. थायरॉइड की समस्या

थायरॉइड का असंतुलन बालों के ग्रोथ चक्र को बिगाड़ देता है।
इससे:

- बाल झड़ते हैं
- बाल सूखे हो जाते हैं
- नई ग्रोथ कम होती है

4. हार्मोनल बदलाव

महिलाओं में हार्मोन बदलते रहते हैं:

- प्रेगनेंसी
- डिलीवरी के बाद
- मेनोपॉज़
- PCOS

इन स्थितियों में बाल पतले और कमजोर हो जाते हैं।

5. पोषण की कमी और डाइटिंग

बालों को चाहिए:

- प्रोटीन
- जिंक
- विटामिन D
- B12

लेकिन गलत डाइटिंग या कम खाना बालों को कमजोर करता है।

6. स्कैल्प की समस्याएँ

- डैंड्रफ, खुजली, फंगल इंफेक्शन भी बाल झड़ने को बढ़ा सकते हैं।
- स्कैल्प अस्वस्थ होगा तो जड़ कमजोर होगी।

7. ज्यादा केमिकल और हीट

महिलाएं अक्सर:

- कलर
- स्ट्रेटनिंग
- ब्लो ड्राय
- हेयर स्पा

करती हैं, जिससे बाल टूटने लगते हैं और झड़ना बढ़ जाता है।
कारण कैसे पहचानें?
महिलाओं को चाहिए कि वे जांच कराएं:

- CBC (खून की कमी)
- Serum Ferritin (आयरन स्टोर)
- Thyroid Profile
- Vitamin D और B12
- Hormonal टेस्ट (जरूरत पर)

इलाज और समाधान

महिलाओं में बाल झड़ना सही इलाज से काफी सुधर सकता है:

- अंदर की कमी पूरी करें
- तनाव कम करें
- सही खानपान लें
- डॉक्टर की सलाह से उपचार लें
- धैर्य रखें, बाल धीरे-धीरे लौटते हैं

निष्कर्ष

महिलाओं में पूरे सिर से बाल झड़ना एक सामान्य समस्या है, लेकिन इसे "बस यूं ही" मानकर छोड़ना सही नहीं।
कारण पहचानकर इलाज किया जाए तो बाल फिर से स्वस्थ हो सकते हैं।

कसे हुए जूड़े और चोटी से बाल झड़ना

बहुत सी महिलाएं और लड़कियां यह शिकायत करती हैं —

- "मेरे आगे के बाल कम हो गए हैं।"
- "माथे के पास बाल झड़ रहे हैं।"
- "जहां से चोटी बांधती हूं, वहीं बाल टूट रहे हैं।"

जब हम जांच करते हैं तो कई बार कारण कोई बीमारी नहीं होता, बल्कि एक बहुत सामान्य आदत होती है —

बहुत कसा हुआ जूड़ा, पोनीटेल या चोटी बांधना

इस समस्या को मेडिकल भाषा में कहा जाता है —
ट्रैक्शन एलोपेसिया (Traction Alopecia)

ट्रैक्शन एलोपेसिया क्या है?

जब बालों को रोज़ाना लगातार खींचकर बांधा जाता है, तो बालों की जड़ पर दबाव पड़ता है।

धीरे-धीरे:

- जड़ कमजोर होती है
- बाल टूटने लगते हैं
- नए बाल उगना कम हो जाता है
- आगे का हिस्सा पतला दिखाई देता है
- यह समस्या खासतौर पर उन जगहों पर होती है जहां सबसे ज्यादा खिंचाव होता है।

यह किसमें ज्यादा होता है?

यह समस्या आमतौर पर:

- स्कूल जाने वाली लड़कियों में
- रोज़ टाइट चोटी बनाने वाली महिलाओं में
- जिम करने वाली युवतियों में पोनीटेल के कारण
- सिख महिलाओं में टाइट जूड़े के कारण
- हेयर एक्सटेंशन या टाइट हेयर स्टाइल कराने वालों में

इसके लक्षण क्या होते हैं?

ट्रैक्शन एलोपेसिया के संकेत:

- माथे के किनारों के बाल कम होना
- कानों के ऊपर बाल पतले होना

- हेयरलाइन पीछे जाना
- बालों की जड़ में दर्द या खिंचाव महसूस होना
- बालों का टूटना और फ्रिज़ी होना

अगर समय रहते ध्यान न दिया जाए, तो यह स्थायी भी हो सकता है।

क्या यह स्थायी गंजापन बन सकता है?

शुरुआत में यह समस्या पूरी तरह ठीक हो सकती है।
लेकिन अगर कई सालों तक बालों को खींचकर बांधा जाए, तो:

- जड़ें कमजोर होकर खत्म हो सकती हैं
- उस जगह पर बाल दोबारा नहीं उगते
- इसलिए समय पर रोकना जरूरी है।

इससे बचाव कैसे करें?

कुछ आसान उपाय:

- बालों को ढीला बांधें
- रोज़ एक ही स्टाइल न रखें
- टाइट जूड़ा और पोनीटेल से बचें
- सोते समय बाल खोलकर रखें
- बालों पर ज्यादा क्लिप और रबर न लगाएं
- स्कैल्प को आराम दें

इलाज क्या है?

यदि शुरुआती अवस्था है तो:
हेयर स्टाइल बदलना ही सबसे बड़ा इलाज है
स्कैल्प मसाज और पोषण मदद करता है
डॉक्टर की सलाह से लोशन या ग्रोथ ट्रीटमेंट दिया जा सकता है
अगर समस्या बहुत पुरानी हो गई हो, तो इलाज लंबा चल सकता है।

निष्कर्ष

बालों का झड़ना हमेशा अंदरूनी बीमारी से नहीं होता।
कई बार हमारी रोज़मर्रा की आदतें ही बालों की जड़ को नुकसान पहुंचाती हैं।
कसा हुआ जूड़ा और टाइट चोटी बालों का दुश्मन बन सकते हैं।
बालों को प्यार से बांधिए, जोर से नहीं।

बीमारी या कोविड के बाद बाल झड़ना

कोविड के बाद एक नई समस्या बहुत आम हो गई है।

लोग कहते हैं —

- "कोविड ठीक हो गया, लेकिन अब बाल बहुत झड़ रहे हैं।"
- "बुखार के बाद से बाल तेजी से गिरने लगे।"
- "पहले कभी ऐसा नहीं हुआ था।"

यह सुनकर लोग डर जाते हैं कि कहीं कोई गंभीर बीमारी तो नहीं।
लेकिन अच्छी बात यह है कि
बीमारी या कोविड के बाद बाल झड़ना एक सामान्य और अस्थायी समस्या है।

बीमारी के बाद बाल क्यों झड़ते हैं?

जब शरीर किसी गंभीर बीमारी से लड़ता है, तो उसकी पूरी ऊर्जा जीवन बचाने में लग जाती है।

उस समय शरीर का ध्यान होता है:

- दिल पर
- फेफड़ों पर
- इम्यून सिस्टम पर
- जरूरी अंगों पर
- बाल शरीर के लिए "जरूरी अंग" नहीं होते, इसलिए शरीर बालों को मिलने वाला पोषण कम कर देता है।
- परिणामस्वरूप बालों का चक्र बिगड़ जाता है और बाल झड़ने लगते हैं।

यह समस्या किस कारण से होती है?

बीमारी के बाद बाल झड़ने के मुख्य कारण:

- तेज बुखार

डेंगू, टाइफाइड, वायरल इंफेक्शन के बाद

- कोविड संक्रमण

कोविड के बाद हेयर फॉल एक बहुत सामान्य शिकायत रही है

- शरीर में कमजोरी

बीमारी से शरीर थक जाता है

- पोषण की कमी

बीमारी के दौरान खाना कम हो जाता है

- तनाव और डर

बीमारी के बाद मानसिक तनाव भी बढ़ जाता है

- दवाइयों का असर

कुछ दवाएं भी बालों पर असर डाल सकती हैं

बाल झड़ना कब शुरू होता है?

यह बहुत महत्वपूर्ण बात है:

बीमारी ठीक होने के तुरंत बाद बाल नहीं झड़ते।

अक्सर:

- बीमारी के 2–3 महीने बाद
- बाल झड़ना शुरू होता है
- क्योंकि बालों का चक्र धीरे चलता है।

इसे मेडिकल भाषा में कहा जाता है —

- टेलोजन एफ्लुवियम

इसमें बाल कैसे झड़ते हैं?

इस स्थिति में:

- पूरे सिर से बाल झड़ते हैं
- बालों के गुच्छे निकलते लगते हैं
- सिर पर गोल पैच नहीं बनते
- बाल अस्थायी रूप से पतले लगते हैं

यह डरावना लगता है, लेकिन आमतौर पर यह स्थायी नहीं होता।

क्या यह अपने आप ठीक होता है?

जी हाँ।

अधिकतर मामलों में:

- 3 से 6 महीने में बाल झड़ना कम हो जाता है
- 6 से 9 महीने में नए बाल आने लगते हैं

शरीर जैसे ही अंदर से रिकवर होता है, बाल भी वापस उगने लगते हैं।

क्या करना चाहिए?

बीमारी के बाद बाल झड़ने में जरूरी उपाय:

- घबराएं नहीं
- संतुलित खाना खाएं

- प्रोटीन जरूर लें
- आयरन, विटामिन D, B12 की जांच कराएं
- पूरी नींद लें
- तनाव कम करें
- डॉक्टर की सलाह से उपचार लें

तेल और शैंपू बदलने से ज्यादा फायदा नहीं होता, असली इलाज अंदर से होता है।

निष्कर्ष

कोविड या किसी बीमारी के बाद बाल झड़ना बहुत आम है और अधिकतर मामलों में अस्थायी होता है।

जरूरत है सही जानकारी, धैर्य और पोषण की।

बाल वापस आते हैं — बस सही देखभाल जरूरी है।

मौसम बदलते ही बाल क्यों झड़ने लगते हैं?

बहुत से लोग हर साल एक ही बात कहते हैं —
"सर्दी आते ही बाल झड़ने लगते हैं।"
"बरसात में बाल ज्यादा गिरते हैं।"
"मौसम बदलते ही हेयरफॉल शुरू हो जाता है।"
यह सुनकर लोग सोचते हैं कि शायद कोई नई बीमारी हो गई है।
लेकिन सच यह है कि
मौसम बदलने पर बालों का झड़ना एक सामान्य प्रक्रिया हो सकती है।
इसे कहा जाता है —

- Seasonal Hair Fall

यानि मौसम के अनुसार बाल झड़ना

क्या सच में मौसम से बाल झड़ते हैं?

जी हाँ, कई लोगों में मौसम का असर बालों पर पड़ता है।
जैसे पेड़ों के पत्ते कुछ मौसम में ज्यादा गिरते हैं, वैसे ही इंसानों में भी कुछ समय पर बालों का झड़ना बढ़ सकता है।
यह पूरी तरह बीमारी नहीं, बल्कि शरीर का प्राकृतिक बदलाव भी है।
मौसम बदलने पर बाल झड़ने के कारण
मौसम के बदलाव से स्कैल्प और बालों पर कई असर होते हैं:

1. तापमान और नमी में बदलाव

जब मौसम बदलता है तो:

- हवा सूखी हो जाती है
- स्कैल्प ड्राई हो सकता है
- बाल कमजोर होकर टूटने लगते हैं
- सर्दियों में यह ज्यादा होता है।

2. धूप और विटामिन D की कमी

सर्दियों में लोग धूप में कम निकलते हैं।
इससे शरीर में:

- विटामिन D कम हो जाता है

और विटामिन D की कमी बालों की ग्रोथ को प्रभावित करती है।

3. स्कैल्प की समस्याएं बढ़ना
मौसम बदलते समय अक्सर:

- डैंड्रफ
- खुजली
- फंगल इंफेक्शन
- बढ़ जाते हैं।
- स्कैल्प अस्वस्थ होगा तो बाल झड़ना भी बढ़ेगा।

4. बालों का ग्रोथ साइकल बदलना
कुछ रिसर्च बताते हैं कि

- शरीर में बालों का जीवन चक्र भी मौसम के अनुसार थोड़ा बदल सकता है।
- कुछ महीनों में ज्यादा बाल Telogen phase में चले जाते हैं और झड़ने लगते हैं।

5. खानपान और पानी कम होना
सर्दियों में लोग:

- पानी कम पीते हैं
- हरी सब्जियां कम खाते हैं
- इससे बालों को पोषण कम मिलता है।

6. प्रदूषण और धूल
बरसात और सर्दियों में वातावरण में:

- प्रदूषण
- धूल
- एलर्जी

ज्यादा होती है, जो बालों की जड़ों को कमजोर कर सकती है।

कब चिंता करनी चाहिए?
मौसमी हेयरफॉल में:

- कुछ समय तक झड़ना बढ़ता है
- फिर अपने आप कम हो जाता है

लेकिन डॉक्टर से मिलना जरूरी है अगर:

- बाल झड़ना लगातार 3–4 महीने चले
- बाल बहुत तेजी से कम हों

- सिर की त्वचा दिखने लगे
- खुजली और जलन बहुत हो

क्या करें? (उपाय)

मौसम बदलने पर बाल बचाने के लिए:

- हल्का और सही शैंपू इस्तेमाल करें
- स्कैल्प को साफ रखें
- डैंड्रफ का इलाज करें
- प्रोटीन और आयरन लें
- विटामिन D जांच कराएं
- पानी पर्याप्त पिएं
- तनाव कम करें

निष्कर्ष

मौसम बदलने पर बाल झड़ना बहुत आम है और अधिकतर मामलों में अस्थायी होता है।

लेकिन अगर झड़ना ज्यादा हो या लंबे समय तक रहे, तो सही जांच और इलाज जरूरी है।

डाइटिंग और वजन घटाने से बाल झड़ना

आजकल फिट दिखने और वजन कम करने की चाह में बहुत लोग तेजी से डाइटिंग करने लगते हैं।
लेकिन कुछ ही समय बाद वे परेशान होकर कहते हैं —
"मैंने वजन तो कम कर लिया, लेकिन बाल बहुत झड़ने लगे।"
"डाइट शुरू करते ही बाल कमजोर हो गए।"
"क्या वजन घटाना बालों के लिए नुकसानदायक है?"
सच्चाई यह है कि
गलत तरीके से वजन घटाने और जल्दी डाइटिंग करने से बाल झड़ना बढ़ सकता है।

वजन घटाने से बाल क्यों झड़ते हैं?

जब हम बहुत कम खाना शुरू कर देते हैं, तो शरीर को जरूरी पोषण नहीं मिलता।
शरीर सबसे पहले ऊर्जा बचाने के लिए "कम जरूरी चीजों" पर असर डालता है।
बाल शरीर के लिए जरूरी अंग नहीं माने जाते, इसलिए पोषण की कमी का असर जल्दी बालों पर दिखता है।
इससे बालों का ग्रोथ चक्र बिगड़ जाता है और बाल झड़ने लगते हैं।

डाइटिंग में कौन सी कमी सबसे ज्यादा असर करती है?

डाइटिंग के दौरान अक्सर शरीर में कमी हो जाती है:

1. प्रोटीन की कमी

बाल मुख्य रूप से केराटिन नामक प्रोटीन से बने होते हैं।
अगर प्रोटीन कम होगा तो बाल कमजोर होकर गिरने लगेंगे।

2. आयरन की कमी

खासतौर पर महिलाओं में आयरन की कमी जल्दी होती है।
आयरन कम होने से बालों की जड़ों तक ऑक्सीजन नहीं पहुंचती।

3. विटामिन की कमी

डाइटिंग में अक्सर विटामिन कम हो जाते हैं जैसे:
Vitamin D
Vitamin B12
Biotin
Zinc
ये बालों की ग्रोथ में जरूरी होते हैं।

4. अचानक वजन घटाना

अगर कोई व्यक्ति बहुत तेजी से वजन घटाता है, जैसे:
1–2 महीने में 8–10 किलो कम करना
तो शरीर को झटका लगता है।
यह स्थिति अक्सर बन जाती है —

- **टेलोजन एफ्लुवियम**

जिसमें बहुत सारे बाल एक साथ झड़ने लगते हैं।
बाल झड़ना कब शुरू होता है?
डाइटिंग के तुरंत बाद नहीं, बल्कि:
डाइट शुरू करने के 2–3 महीने बाद
बाल झड़ना बढ़ता है।
क्योंकि बालों का चक्र धीरे चलता है।

क्या यह समस्या स्थायी है?

अधिकतर मामलों में नहीं।
अगर सही पोषण वापस दिया जाए तो:

- 3–6 महीनों में बाल झड़ना कम हो जाता है
- नए बाल दोबारा उगने लगते हैं

लेकिन अगर लंबे समय तक शरीर कमजोर रहे, तो समस्या बढ़ सकती है।
डाइटिंग करते हुए बाल कैसे बचाएं?

कुछ जरूरी बातें:

- वजन धीरे-धीरे घटाएं
- प्रोटीन जरूर लें (दाल, पनीर, अंडा, सोया)
- आयरन वाले भोजन लें (पालक, गुड़, चना)
- विटामिन D और B12 की जांच कराएं
- क्रैश डाइट से बचें
- पर्याप्त नींद लें
- तनाव कम रखें

डाइटिंग मतलब खाना छोड़ना नहीं, सही खाना चुनना है।

निष्कर्ष

वजन घटाना अच्छी बात है, लेकिन अगर तरीका गलत हो तो बाल इसकी कीमत चुकाते हैं।
स्वस्थ शरीर और स्वस्थ बाल दोनों साथ चल सकते हैं — बस जरूरी है संतुलित डाइट और सही देखभाल।

कुछ दवाएँ और उनका बालों पर असर

जब भी बाल झड़ने की बात होती है, लोग अक्सर सोचते हैं कि कारण केवल तेल, शैंपू या खानपान होगा।
लेकिन कई बार बाल झड़ने का कारण हमारी रोज़मर्रा की कुछ दवाएं भी हो सकती हैं।
बहुत से मरीज कहते हैं —
"मैंने नई दवा शुरू की और बाल झड़ने लगे।"
"क्या दवाइयों से भी बाल गिर सकते हैं?"
उत्तर है —

- **हाँ, कुछ दवाओं का असर बालों के ग्रोथ चक्र पर पड़ सकता है।**

दवाइयाँ बालों को कैसे प्रभावित करती हैं?
हमारे बाल एक चक्र में चलते हैं:
बाल बढ़ते हैं
कुछ समय रुकते हैं
फिर गिरते हैं
कुछ दवाएं इस चक्र को अचानक बदल देती हैं और बालों को "झड़ने वाली अवस्था" में भेज देती हैं।
इससे बाल कुछ महीनों बाद तेजी से झड़ने लगते हैं।
इस स्थिति को कहा जाता है —

- **Drug-Induced Telogen Effluvium**

किन दवाओं से बाल झड़ सकते हैं?
अब जरूरी सवाल — कौन सी दवाएं?
कुछ सामान्य दवाएं जिनसे बाल झड़ने की शिकायत देखी गई है:
1. कीमोथेरेपी (Cancer Treatment)
सबसे प्रसिद्ध कारण यही है।
कीमोथेरेपी बालों की जड़ों की कोशिकाओं को प्रभावित करती है, जिससे बाल तेजी से गिर जाते हैं।
लेकिन इलाज खत्म होने के बाद बाल वापस उग सकते हैं।
2. थायरॉइड की दवाएं
कुछ लोगों में थायरॉइड की दवा शुरू करने या डोज बदलने पर कुछ समय तक हेयरफॉल बढ़ सकता है।
3. ब्लड प्रेशर की दवाएं
कुछ हाई BP की दवाओं से बाल पतले होने की शिकायत हो सकती है।

4. ब्लड थिनर (खून पतला करने वाली दवाएं)
जैसे कुछ हार्ट पेशेंट्स में चलने वाली दवाएं।
5. एंटीडिप्रेशन और मानसिक दवाएं
कुछ दवाएं जो डिप्रेशन या एंग्जायटी में दी जाती हैं, बालों के चक्र पर असर डाल सकती हैं।
6. हार्मोनल दवाएं और गर्भनिरोधक गोलियां
कुछ महिलाओं में Birth Control Pills शुरू या बंद करने पर हेयरफॉल बढ़ जाता है।
7. स्टेरॉयड का गलत उपयोग
लंबे समय तक स्टेरॉयड लेने से शरीर का हार्मोन बैलेंस बिगड़ सकता है।
8. एक्ने (मुंहासे) की कुछ दवाएं
कभी-कभी स्किन ट्रीटमेंट की दवाओं का असर बालों पर भी पड़ सकता है।
बाल झड़ना कब शुरू होता है?
अक्सर दवा लेते ही तुरंत बाल नहीं झड़ते।
बाल झड़ना शुरू होता है:
दवा शुरू करने के 2–3 महीने बाद
क्योंकि बालों का चक्र धीरे चलता है।
क्या दवा बंद कर देनी चाहिए?
सबसे जरूरी बात —
बिना डॉक्टर की सलाह के दवा कभी बंद न करें।
बहुत बार दवा जरूरी होती है और बाल झड़ना अस्थायी होता है।
डॉक्टर यह तय करते हैं कि:
दवा बदली जाए
डोज कम हो
या सपोर्ट ट्रीटमेंट दिया जाए
क्या बाल वापस आते हैं?
अधिकतर मामलों में:

- दवा का असर खत्म होने पर बाल दोबारा उग सकते हैं
- सही पोषण और इलाज से रिकवरी होती है

निष्कर्ष
बाल झड़ने की वजह सिर्फ शैंपू या तनाव नहीं, कभी-कभी दवाएं भी कारण हो सकती हैं।
जरूरी है सही जानकारी, जांच और डॉक्टर की सलाह।

भाग 3

स्कैल्प (सिर की त्वचा) की समस्याएँ (लेख 16–22)

डैंड्रफ: सिर्फ सफेद परत नहीं, एक समस्या

बहुत से लोग सिर में सफेद-सफेद पपड़ी देखकर कहते हैं —
"बस थोड़ा डैंड्रफ है, कोई बड़ी बात नहीं।"
"शैंपू बदल दूंगा तो ठीक हो जाएगा।"
लेकिन सच्चाई यह है कि
डैंड्रफ केवल सफेद परत नहीं, बल्कि स्कैल्प की एक वास्तविक समस्या है।
अगर इसे नजरअंदाज किया जाए तो यह खुजली, जलन और बाल झड़ने का कारण भी बन सकता है।

डैंड्रफ क्या होता है?

डैंड्रफ का मतलब है —

- सिर की त्वचा की परत का बार-बार झड़ना

हमारी त्वचा की पुरानी कोशिकाएं धीरे-धीरे गिरती रहती हैं, लेकिन जब यह प्रक्रिया तेज हो जाती है, तो सफेद पपड़ी बन जाती है।
इसे ही डैंड्रफ कहते हैं।

डैंड्रफ क्यों होता है?

डैंड्रफ होने के कई कारण हो सकते हैं:

1. स्कैल्प का ऑयली होना

जब सिर में ज्यादा तेल बनता है, तो डैंड्रफ बढ़ जाता है।
यह खासकर युवाओं में ज्यादा होता है।

2. फंगल इंफेक्शन (Malassezia)

हमारे स्कैल्प पर एक सामान्य फंगस रहता है।
लेकिन जब यह ज्यादा बढ़ जाता है, तो डैंड्रफ शुरू हो जाता है।

3. ठंडा और सूखा मौसम

सर्दियों में स्कैल्प सूखने लगता है और डैंड्रफ बढ़ जाता है।

4. गलत शैंपू या कम धोना

अगर सिर साफ नहीं होता, तो मृत त्वचा जमा हो जाती है।

5. तनाव

तनाव शरीर की इम्यून सिस्टम को कमजोर करता है और डैंड्रफ बढ़ सकता है।

डैंड्रफ के लक्षण
डैंड्रफ में सामान्यतः:
सफेद पपड़ी गिरना
सिर में खुजली
बालों में रूखापन

स्कैल्प में जलन
कभी-कभी बाल झड़ना
होता है।

क्या डैंड्रफ से बाल झड़ते हैं?

डैंड्रफ सीधे बालों की जड़ को नहीं गिराता,
लेकिन लगातार खुजली और सूजन से:
स्कैल्प कमजोर होता है
जड़ें प्रभावित होती हैं
बाल झड़ना बढ़ सकता है
इसलिए डैंड्रफ को हल्के में नहीं लेना चाहिए।
इलाज और देखभाल
डैंड्रफ ठीक करने के लिए जरूरी बातें:

- एंटी-डैंड्रफ शैंपू का सही उपयोग
- बार-बार तेल लगाने से बचें
- स्कैल्प को साफ रखें
- खुजली करने से बचें
- घरेलू उपाय केवल सपोर्ट हैं, इलाज नहीं
- अगर ज्यादा हो तो डॉक्टर से सलाह लें

कुछ मामलों में मेडिकेटेड लोशन या फंगल इलाज जरूरी होता है।

कब डॉक्टर को दिखाना चाहिए?

अगर:

- डैंड्रफ बहुत ज्यादा हो
- खुजली असहनीय हो
- स्कैल्प लाल हो जाए
- बाल झड़ना बढ़ जाए
- लंबे समय तक ठीक न हो

तो विशेषज्ञ से मिलना जरूरी है।

निष्कर्ष

डैंड्रफ सिर्फ सफेद परत नहीं, बल्कि स्कैल्प की एक समस्या है जिसे सही इलाज की जरूरत होती है।
स्वस्थ स्कैल्प = स्वस्थ बाल।

ऑयली स्कैल्प और सेबोरिक डर्मेटाइटिस

बहुत से लोग कहते हैं —
“मेरे सिर में हमेशा तेल रहता है।”
“बाल धोने के अगले दिन ही स्कैल्प चिपचिपा हो जाता है।”
“डैंड्रफ भी है और खुजली भी।”
ऐसी स्थिति में केवल सामान्य डैंड्रफ नहीं होता, बल्कि कई बार यह समस्या होती है —

- **ऑयली स्कैल्प और सेबोरिक डर्मेटाइटिस**

यह एक आम लेकिन परेशान करने वाली स्कैल्प समस्या है।

ऑयली स्कैल्प क्या होता है?

हमारे सिर की त्वचा में तेल बनाने वाली ग्रंथियाँ होती हैं जिन्हें Sebaceous glands कहा जाता है।
जब ये ग्रंथियाँ जरूरत से ज्यादा तेल बनाने लगती हैं, तो स्कैल्प:
बहुत चिपचिपा
ग्रीसी
तैलीय
हो जाता है।
इससे बाल जल्दी गंदे दिखते हैं और डैंड्रफ भी बढ़ सकता है।

सेबोरिक डर्मेटाइटिस क्या है?

सेबोरिक डर्मेटाइटिस एक प्रकार की स्किन कंडीशन है जिसमें:
स्कैल्प पर लालिमा
खुजली
पीली या सफेद मोटी परत
लगातार डैंड्रफ
होने लगता है।
यह सिर्फ सिर तक सीमित नहीं रहता, यह:
भौंहों
नाक के पास
दाढ़ी

कानों के पीछे
भी हो सकता है।

यह समस्या क्यों होती है?

सेबोरिक डर्मेटाइटिस के कारण:

1. ज्यादा तेल बनना

ऑयली स्कैल्प इसका मुख्य कारण है

2. फंगस का बढ़ जाना

स्कैल्प पर मौजूद Malassezia फंगस जब ज्यादा बढ़ता है तो सूजन होती है

3. तनाव

तनाव इस बीमारी को बढ़ा देता है

4. मौसम

सर्दियों में यह ज्यादा बढ़ता है

5. हार्मोनल बदलाव

युवाओं में यह ज्यादा देखा जाता है

इसके लक्षण क्या हैं?

- बार-बार स्कैल्प में खुजली
- सिर में जलन
- मोटा चिपचिपा डैंड्रफ
- बाल जल्दी ऑयली होना
- बाल झड़ना बढ़ जाना
- स्कैल्प लाल होना

क्या इससे बाल झड़ते हैं?

यह बीमारी सीधे बालों को नहीं गिराती,
लेकिन लगातार सूजन, खुजली और स्कैल्प इंफ्लेमेशन से:

- जड़ कमजोर हो सकती है
- बाल झड़ना बढ़ सकता है
- इसलिए इसका इलाज जरूरी है।

क्या करना चाहिए?

ऑयली स्कैल्प में ये बातें मदद करती हैं:

- सही मेडिकेटेड शैंपू (एंटीफंगल)
- बार-बार भारी तेल लगाने से बचें

- स्कैल्प को साफ रखें
- खुजली से बचें
- तनाव कम करें
- बहुत ज्यादा गर्म पानी से बाल न धोएं

कुछ मामलों में डॉक्टर द्वारा लोशन या दवा की जरूरत होती है।

क्या न करें?

- बार-बार तेल लगाकर छोड़ देना
- सिर्फ घरेलू उपायों पर निर्भर रहना
- खुजली करके स्कैल्प को घायल करना
- बिना सलाह स्टेरॉयड क्रीम लगाना

निष्कर्ष

ऑयली स्कैल्प और सेबोरिक डर्मेटाइटिस एक आम लेकिन इलाज योग्य समस्या है।

सही देखभाल और समय पर इलाज से स्कैल्प स्वस्थ हो सकता है और बाल झड़ना भी कम हो सकता है।

सोरायसिस: जब स्किन डिज़ीज स्कैल्प तक पहुँच जाए

बहुत से लोग सिर में डैंड्रफ समझकर इलाज करते रहते हैं, लेकिन समस्या ठीक नहीं होती।
स्कैल्प पर मोटी परत जम जाती है, खुजली होती है और कभी-कभी त्वचा लाल भी हो जाती है।
ऐसी स्थिति में केवल डैंड्रफ नहीं, बल्कि एक गंभीर स्किन बीमारी हो सकती है —

- **सोरायसिस (Psoriasis)**

यह एक ऐसी बीमारी है जो त्वचा के साथ-साथ स्कैल्प को भी प्रभावित कर सकती है।

सोरायसिस क्या है?

सोरायसिस एक ऑटोइम्यून स्किन डिज़ीज है।
इसमें शरीर की इम्यून सिस्टम गलती से त्वचा की कोशिकाओं को तेजी से बढ़ाने लगता है।
परिणामस्वरूप:
त्वचा पर मोटी परत
लाल चकत्ते
सफेद पपड़ी
बन जाती है।
जब यह सिर की त्वचा पर होता है तो इसे कहते हैं —

- **Scalp Psoriasis**

स्कैल्प सोरायसिस कैसे दिखता है?

सोरायसिस में:

- स्कैल्प पर मोटी सफेद परत जमती है
- त्वचा लाल हो जाती है
- खुजली और जलन होती है
- कभी-कभी त्वचा फटकर खून भी आ सकता है
- यह कानों के पीछे और माथे के पास फैल सकता है
- यह साधारण डैंड्रफ से ज्यादा मोटा और गंभीर होता है।

यह क्यों होता है?
सोरायसिस के कारण पूरी तरह स्पष्ट नहीं हैं, लेकिन इसमें भूमिका होती है:
- **आनुवंशिक कारण**

परिवार में किसी को हो तो जोखिम बढ़ जाता है
- इम्यून सिस्टम की गड़बड़ी

यह ऑटोइम्यून समस्या है
- तनाव

मानसिक तनाव इसे बढ़ा देता है
- मौसम

सर्दियों में अक्सर बढ़ जाता है
- इंफेक्शन या चोट

कभी-कभी त्वचा पर चोट के बाद शुरू हो सकता है

क्या यह संक्रामक है?

नहीं।

सोरायसिस:

छूने से नहीं फैलता

यह इंफेक्शन नहीं है
- यह इम्यून सिस्टम से जुड़ी बीमारी है

क्या इससे बाल झड़ते हैं?

सोरायसिस सीधे बालों की जड़ को खत्म नहीं करता,

लेकिन:
- खुजली करने से
- सूजन होने से
- स्कैल्प के घायल होने से

बाल झड़ना बढ़ सकता है।

अच्छी बात यह है कि

इलाज के बाद बाल वापस आ सकते हैं।

इलाज कैसे होता है?

सोरायसिस एक लंबे समय तक चलने वाली बीमारी है, लेकिन इसे नियंत्रित किया जा सकता है।

उपचार में शामिल है:

- मेडिकेटेड शैंपू
- डॉक्टर द्वारा विशेष लोशन
- इम्यून कंट्रोल दवाएं
- स्कैल्प मॉइस्चराइजेशन
- तनाव कम करना

यह घरेलू तेलों से ठीक नहीं होता।

कब डॉक्टर को दिखाना चाहिए?

अगर:

मोटी परत बार-बार बने

खुजली बहुत हो

खून आने लगे

सामान्य डैंड्रफ शैंपू से आराम न मिले

तो त्वचा विशेषज्ञ या ट्राइकोलॉजिस्ट से मिलना जरूरी है।

निष्कर्ष

सोरायसिस सिर्फ त्वचा की बीमारी नहीं, यह स्कैल्प तक पहुंचकर बालों को भी प्रभावित कर सकती है।

समय पर पहचान और सही इलाज से इसे कंट्रोल किया जा सकता है और बालों की रक्षा की जा सकती है।

स्कैल्प में फंगल इन्फेक्शन (दाद)

बहुत से लोग सिर में खुजली या पपड़ी को सिर्फ डैंड्रफ समझ लेते हैं। लेकिन कभी-कभी समस्या केवल डैंड्रफ नहीं होती, बल्कि सिर की त्वचा में एक प्रकार का संक्रमण हो सकता है जिसे आम भाषा में कहा जाता है —

- **दाद (फंगल इंफेक्शन)**

स्कैल्प में होने वाला यह संक्रमण मेडिकल भाषा में कहलाता है —
Tinea Capitis
यह खासतौर पर बच्चों में ज्यादा देखा जाता है, लेकिन बड़े लोगों में भी हो सकता है।

फंगल इंफेक्शन क्या होता है?
फंगस एक प्रकार का जीव होता है जो:
नमी
गंदगी
पसीना
में तेजी से बढ़ता है।
जब यह सिर की त्वचा में फैल जाता है, तो स्कैल्प में इंफेक्शन हो जाता है।

स्कैल्प में दाद क्यों होता है?
इसके मुख्य कारण हैं:

1. संक्रमित व्यक्ति के संपर्क से
कंघी, तौलिया, टोपी शेयर करने से

2. बच्चों में स्कूल से फैलना
बच्चे अक्सर एक-दूसरे की चीजें इस्तेमाल करते हैं

3. ज्यादा पसीना और नमी
बरसात या गर्मियों में बढ़ सकता है

4. कमजोर इम्यून सिस्टम
शरीर की रक्षा क्षमता कम हो तो संक्रमण जल्दी होता है

5. गंदा स्कैल्प या सफाई की कमी

इसके लक्षण क्या होते हैं?
स्कैल्प फंगल इंफेक्शन में:

- सिर में तेज खुजली
- गोल-गोल पपड़ीदार पैच
- बाल टूटकर छोटे हो जाना
- कुछ जगह से बाल झड़ जाना
- स्कैल्प पर लालपन

- कभी-कभी पस वाले दाने

हो सकते हैं।

कई बार यह एलोपेसिया जैसा दिखता है, इसलिए सही पहचान जरूरी है।

क्या यह फैलता है?

जी हाँ।

फंगल इंफेक्शन:

- संक्रामक होता है
- दूसरों में फैल सकता है

इसलिए परिवार में किसी को हो तो चीजें अलग रखें।

क्या इससे बाल झड़ते हैं?

हाँ।

फंगस बालों की जड़ को नुकसान पहुंचा सकता है, जिससे:

बाल टूटते हैं

बाल झड़ते हैं

पैच बन जाते हैं

अगर इलाज देर से हो, तो कुछ मामलों में स्थायी नुकसान भी हो सकता है।

इलाज कैसे होता है?

यह केवल घरेलू उपाय से ठीक नहीं होता।

उपचार में जरूरी है:

- डॉक्टर की एंटीफंगल दवाएं
- मेडिकेटेड शैंपू
- संक्रमण को फैलने से रोकना
- पूरे कोर्स तक दवा लेना

तेल लगाने से कई बार इंफेक्शन बढ़ सकता है।

क्या सावधानी रखें?

- कंघी, तौलिया, तकिया साझा न करें
- बच्चों के सिर की सफाई रखें
- पालतू जानवरों की जांच कराएं (कभी-कभी उनसे भी फैलता है)
- खुजली को नजरअंदाज न करें

निष्कर्ष

स्कैल्प में फंगल इंफेक्शन यानी दाद एक सामान्य लेकिन संक्रामक समस्या है।

सही समय पर इलाज किया जाए तो बाल भी बचते हैं और संक्रमण फैलता नहीं।

सिर में लगातार खुजली क्यों होती है?

बहुत से लोग अक्सर शिकायत करते हैं —
"मेरे सिर में हमेशा खुजली होती रहती है।"
"दिन में बार-बार सिर खुजलाना पड़ता है।"
"कभी-कभी तो जलन भी होने लगती है।"
सिर में खुजली होना एक आम समस्या है, लेकिन इसके पीछे कई कारण हो सकते हैं।

हर खुजली सिर्फ डैंड्रफ नहीं होती।

यह संकेत हो सकता है कि स्कैल्प में कोई समस्या चल रही है।
सिर में खुजली के मुख्य कारण
आइए समझते हैं कि सिर में लगातार खुजली क्यों होती है:

1. डैंड्रफ (रूसी)

सबसे आम कारण यही है।
डैंड्रफ में:
सफेद पपड़ी गिरती है
स्कैल्प में खुजली होती है
बाल रूखे लगते हैं
अगर समय पर इलाज न हो तो यह बढ़ सकता है।

2. सेबोरिक डर्मेटाइटिस

जब स्कैल्प बहुत ऑयली हो और मोटी परत जमने लगे, तो खुजली ज्यादा होती है।
इसमें:
स्कैल्प लाल
चिपचिपी पपड़ी
लगातार खुजली
होती है।

3. फंगल इंफेक्शन (दाद)

अगर खुजली के साथ:
गोल पैच

बाल टूटना
लालपन
हो तो फंगल इंफेक्शन हो सकता है।
यह संक्रामक भी होता है।

4. एलर्जी या रिएक्शन

कई बार लोग नया हेयर प्रोडक्ट इस्तेमाल करते हैं जैसे:
हेयर डाई
केमिकल शैंपू
हेयर स्पा
परफ्यूम वाले तेल
और स्कैल्प में एलर्जी हो जाती है।

5. स्कैल्प सोरायसिस

अगर खुजली के साथ मोटी सफेद परत और लाल चकत्ते हों, तो यह सोरायसिस हो सकता है।
यह एक ऑटोइम्यून समस्या है।

6. स्कैल्प का सूखापन

सर्दियों में या ज्यादा शैंपू करने से स्कैल्प सूख जाता है और खुजली होने लगती है।

7. जूं (Lice)

बच्चों में सिर खुजलाने का एक बड़ा कारण जूं भी हो सकता है।

8. तनाव और चिंता

मानसिक तनाव स्किन और स्कैल्प पर असर डालता है।
कुछ लोगों को तनाव में खुजली बढ़ जाती है।
खुजली को नजरअंदाज क्यों नहीं करना चाहिए?
लगातार खुजलाने से:

- स्कैल्प में घाव बन सकते हैं
- इंफेक्शन बढ़ सकता है
- बालों की जड़ कमजोर हो सकती है
- बाल झड़ना बढ़ सकता है
- इसलिए खुजली को हल्का न लें।

क्या करें?

- कारण पहचानें
- मेडिकेटेड शैंपू का सही उपयोग करें
- खुजली से बचें, नाखून न लगाएं
- हेयर प्रोडक्ट बदलने पर ध्यान दें
- अगर खुजली ज्यादा हो तो डॉक्टर को दिखाएं

कब डॉक्टर के पास जाना जरूरी है?

अगर:

- खुजली लंबे समय तक बनी रहे
- लालपन और सूजन हो
- बाल झड़ने लगें
- पस या दाने बन जाएं
- तो विशेषज्ञ सलाह जरूरी है।

निष्कर्ष

सिर में खुजली केवल छोटी समस्या नहीं, यह स्कैल्प की किसी बीमारी का संकेत हो सकती है।

सही कारण जानकर इलाज करना ही सबसे अच्छा उपाय है।

स्कैल्प पर फुंसी, दाने और इन्फेक्शन

बहुत से लोग सिर में छोटे-छोटे दाने या फुंसी निकलने की शिकायत करते हैं।

वे कहते हैं —

"सिर में दर्द वाले दाने हो गए हैं।"

"बालों की जड़ में फुंसी बन जाती है।"

"खुजली भी होती है और कभी पस भी निकलती है।"

स्कैल्प पर फुंसी या दाने होना सामान्य बात नहीं है।

यह संकेत हो सकता है कि सिर की त्वचा में संक्रमण या सूजन हो रही है।

स्कैल्प पर फुंसी क्यों होती है?

स्कैल्प पर फुंसी के कई कारण हो सकते हैं:

1. बालों की जड़ों में इंफेक्शन (Folliculitis)

यह सबसे सामान्य कारण है।

जब बालों की जड़ (Hair follicle) में बैक्टीरिया घुस जाता है, तो वहां सूजन हो जाती है और फुंसी बन जाती है।

इसमें:

- दर्द होता है
- लाल दाने बनते हैं
- कभी पस निकलता है

2. ज्यादा पसीना और गंदगी

अगर सिर में बहुत पसीना आता है और सफाई ठीक न हो, तो स्कैल्प में इंफेक्शन बढ़ सकता है।

खासतौर पर गर्मियों में यह समस्या ज्यादा होती है।

3. ऑयली स्कैल्प और डैंड्रफ

जिन लोगों का स्कैल्प बहुत तेली होता है, उनमें फंगल ग्रोथ बढ़ जाती है और दाने निकल सकते हैं।

4. गलत तेल या हेयर प्रोडक्ट

कई बार भारी तेल, जैल या केमिकल प्रोडक्ट स्कैल्प के पोर्स बंद कर देते हैं।

इससे फुंसी हो सकती है।

5. बार-बार खुजलाना

अगर सिर में खुजली है और व्यक्ति बार-बार नाखून लगाता है, तो स्कैल्प में छोटे घाव बन जाते हैं।

इनसे इंफेक्शन हो सकता है।

6. फंगल इंफेक्शन

कुछ मामलों में दाद या फंगस भी फुंसी जैसा रूप ले सकता है।

7. इम्यून सिस्टम कमजोर होना

डायबिटीज या कमजोर इम्यूनिटी में स्कैल्प इंफेक्शन जल्दी होता है।

इसके लक्षण क्या हैं?

स्कैल्प इंफेक्शन में:

- दर्द वाले दाने
- लाल सूजन
- पस निकलना
- खुजली
- बालों का झड़ना बढ़ना
- स्कैल्प में जलन

हो सकती है।

क्या इससे बाल झड़ सकते हैं?

हाँ।

अगर इंफेक्शन बालों की जड़ों तक पहुंच जाए, तो जड़ कमजोर होती है और बाल झड़ने लगते हैं।

अगर इलाज देर से हो तो निशान पड़ सकते हैं।

क्या करना चाहिए?

- सिर को साफ रखें
- बहुत ज्यादा तेल लगाने से बचें
- खुजलाना बंद करें
- मेडिकेटेड शैंपू का प्रयोग करें
- बार-बार फुंसी हो तो डॉक्टर की सलाह लें

कई बार एंटीबायोटिक लोशन या दवा की जरूरत पड़ती है।

क्या घरेलू उपाय काफी हैं?

फुंसी में केवल घरेलू तेल या नींबू लगाना सही नहीं है।

गलत उपाय से इंफेक्शन बढ़ सकता है।

कब डॉक्टर को दिखाएं?

अगर:

- फुंसी बार-बार हो
- बहुत दर्द हो
- पस निकल रही हो
- बाल झड़ने लगें
- बुखार जैसा लगे

तो तुरंत विशेषज्ञ से मिलना जरूरी है।

निष्कर्ष

स्कैल्प पर फुंसी और दाने एक संकेत है कि सिर की त्वचा स्वस्थ नहीं है। समय पर इलाज और सही देखभाल से इसे पूरी तरह ठीक किया जा सकता है।

स्कैल्प की सूजन और बालों का खराब होना

बहुत से लोग बाल झड़ने की चिंता करते हैं, लेकिन असली समस्या कई बार बालों में नहीं, बल्कि स्कैल्प में सूजन होती है।

लोग अक्सर कहते हैं —

"सिर में जलन रहती है।"

"स्कैल्प लाल हो गया है।"

"बाल पहले जैसे नहीं रहे, बहुत कमजोर हो गए हैं।"

स्कैल्प की सूजन को मेडिकल भाषा में कहा जाता है —

- **Scalp Inflammation**

यह बालों की जड़ों को धीरे-धीरे कमजोर कर सकती है।

स्कैल्प की सूजन क्या होती है?

स्कैल्प यानी सिर की त्वचा जब:

लाल हो जाए

उसमें जलन हो

दर्द हो

खुजली हो

सूजन आ जाए

तो इसे स्कैल्प इंफ्लेमेशन कहते हैं।

यह स्थिति बालों के लिए बहुत नुकसानदायक हो सकती है क्योंकि बाल की जड़ इसी त्वचा में होती है।

सूजन क्यों होती है?

स्कैल्प में सूजन के कई कारण हो सकते हैं:

1. डैंड्रफ और सेबोरिक डर्मेटाइटिस

लंबे समय तक डैंड्रफ रहने से स्कैल्प में सूजन आ जाती है।

2. फंगल या बैक्टीरियल इंफेक्शन

दाद, फुंसी, पस वाले दाने स्कैल्प को इंफ्लेम कर देते हैं।

3. सोरायसिस

ऑटोइम्यून बीमारी में स्कैल्प पर मोटी परत और सूजन हो जाती है।

4. एलर्जी (Contact Dermatitis)

हेयर डाई, केमिकल शैंपू, जेल या परफ्यूम से स्कैल्प में रिएक्शन हो सकता है।

5. ज्यादा खुजलाना

लगातार नाखून लगाने से स्कैल्प में घाव बन जाते हैं और सूजन बढ़ती है।

6. तनाव और कमजोर इम्यूनिटी

तनाव शरीर की रक्षा क्षमता कम कर देता है, जिससे स्कैल्प समस्याएं बढ़ती हैं।

सूजन से बाल कैसे खराब होते हैं?

जब स्कैल्प में सूजन होती है तो:

- बालों की जड़ कमजोर होने लगती है
- बाल का ग्रोथ चक्र बिगड़ जाता है
- बाल पतले होने लगते हैं
- बाल झड़ना बढ़ जाता है
- नए बाल उगने में परेशानी होती है

यदि सूजन लंबे समय तक रहे, तो कुछ मामलों में स्थायी नुकसान भी हो सकता है।

लक्षण क्या होते हैं?

स्कैल्प इंफ्लेमेशन में:

- लालपन
- जलन
- खुजली
- दर्द
- पपड़ी
- बाल झड़ना
- स्कैल्प संवेदनशील होना

दिखाई देता है।

क्या करना चाहिए?

- सबसे पहले कारण पहचानें
- स्कैल्प को साफ रखें
- बहुत ज्यादा तेल और केमिकल से बचें
- डॉक्टर द्वारा बताए गए मेडिकेटेड शैंपू का उपयोग करें

- इंफेक्शन हो तो सही दवा लें
- तनाव कम करें
- पोषण और नींद सही रखें

घरेलू उपाय सीमित मदद करते हैं, इलाज नहीं।

कब डॉक्टर के पास जाएं?

अगर:

- सूजन लंबे समय तक रहे
- दर्द बढ़े
- पस या दाने हों
- बाल तेजी से झड़ने लगें
- स्कैल्प बहुत लाल हो जाए
- तो तुरंत विशेषज्ञ की सलाह लें।

निष्कर्ष

स्कैल्प की सूजन बालों के लिए एक चेतावनी है।

बालों की जड़ को बचाने के लिए स्कैल्प की समस्या को समय पर समझना और इलाज करना जरूरी है।

स्वस्थ स्कैल्प ही स्वस्थ बालों की पहली शर्त है।

भाग 4

बालों की क्वालिटी और टूटने की समस्याएँ (लेख 23–28)

लेख 23

बाल टूट रहे हैं या जड़ से झड़ रहे हैं? फर्क समझिए

बहुत से लोग कहते हैं —
"मेरे बाल बहुत गिर रहे हैं।"
लेकिन जब हम ध्यान से पूछते हैं तो पता चलता है कि कई बार बाल झड़ नहीं रहे, बल्कि टूट रहे होते हैं।
बाल झड़ना और बाल टूटना — दोनों अलग समस्याएं हैं।
इनका कारण भी अलग होता है और इलाज भी अलग।
इसलिए सबसे जरूरी है यह समझना कि —

- **बाल जड़ से झड़ रहे हैं या बीच से टूट रहे हैं?**

बाल झड़ना क्या होता है?
जब बाल अपनी जड़ से निकलकर गिरता है, तो उसे हेयर फॉल कहते हैं।
इसमें:

- बाल की जड़ के साथ सफेद सा छोटा बल्ब दिखता है
- बाल पूरे लंबाई में निकलता है
- यह बालों के ग्रोथ चक्र से जुड़ा होता है

कारण हो सकते हैं:

- तनाव
- हार्मोनल बदलाव
- थायरॉइड
- खून की कमी
- टेलोजन एफ्लुवियम
- गंजापन

यह अंदरूनी कारणों से जुड़ा होता है।

बाल टूटना क्या होता है?

बाल टूटने का मतलब है कि बाल जड़ से नहीं निकलता, बल्कि बीच से टूट जाता है।
इसमें:

- बाल छोटे-छोटे टुकड़ों में गिरते हैं
- जड़ वाला हिस्सा नहीं दिखता
- बाल रूखे और कमजोर लगते हैं
- बाल टूटना ज्यादातर बाहरी नुकसान से होता है।

बाल टूटने के मुख्य कारण

1. ज्यादा हीट का इस्तेमाल
ब्लो ड्रायर, स्ट्रेटनर, कर्लर बालों को जला देते हैं।
2. बार-बार केमिकल ट्रीटमेंट
कलर, ब्लीच, स्ट्रेटनिंग से बाल कमजोर हो जाते हैं।
3. बहुत ज्यादा शैंपू या गलत शैंपू
केमिकल वाले शैंपू बालों की नमी छीन लेते हैं।
4. गीले बालों में कंघी करना
गीले बाल सबसे कमजोर होते हैं और आसानी से टूट जाते हैं।
5. पोषण की कमी
प्रोटीन, आयरन और विटामिन की कमी से बाल पतले होकर टूटते हैं।
6. धूप, प्रदूषण और धूल
बाहरी वातावरण भी बालों को नुकसान पहुंचाता है।
कैसे पहचानें?
कुछ आसान संकेत:

- अगर बाल पूरे लंबे गिर रहे हैं → झड़ना
- अगर छोटे-छोटे टूटे बाल गिर रहे हैं → टूटना
- अगर स्कैल्प पतला दिख रहा है → झड़ना
- अगर बाल रूखे और दोमुंहे हैं → टूटना

इलाज का फर्क
अगर बाल झड़ रहे हैं:
कारण की जांच जरूरी
ब्लड टेस्ट, हार्मोन जांच
अंदरूनी इलाज
अगर बाल टूट रहे हैं:
हेयर केयर सुधार
हीट और केमिकल कम करें
कंडीशनिंग और पोषण जरूरी

निष्कर्ष
बाल झड़ना और बाल टूटना दो अलग समस्याएं हैं।
सही इलाज तभी संभव है जब सही कारण पहचाना जाए।
बालों की देखभाल केवल बाहर से नहीं, अंदर और बाहर दोनों से जरूरी है।

दोमुंहे बाल और खराब होते बाल

बहुत से लोग शिकायत करते हैं —
"मेरे बालों के सिरे फट गए हैं।"
"बाल बढ़ते नहीं, टूट जाते हैं।"
"बाल बेजान और खुरदरे हो गए हैं।"
यह समस्या बहुत आम है, जिसे हम बोलचाल में कहते हैं —

- दोमुंहे बाल

और मेडिकल भाषा में इसे कहते हैं —
Split Ends
यह बालों की क्वालिटी खराब होने का शुरुआती संकेत होता है।

दोमुंहे बाल क्या होते हैं?

बालों का सिरा जब सूखकर या कमजोर होकर फट जाता है, तो बाल दो भागों में बंट जाता है।
यानी बाल का अंतिम हिस्सा "Y" की तरह दिखने लगता है।
इसे ही दोमुंहे बाल कहा जाता है।
यह समस्या बाल झड़ने से ज्यादा बाल टूटने से जुड़ी होती है।

दोमुंहे बाल क्यों होते हैं?

बालों के सिरे सबसे पुराने हिस्से होते हैं।
उन्हें सबसे ज्यादा धूप, धूल और केमिकल सहने पड़ते हैं।
दोमुंहे बाल होने के मुख्य कारण:

1. बालों का सूखापन

जब बालों में नमी कम हो जाती है, तो सिरे कमजोर होकर टूटने लगते हैं।

2. बार-बार हीट का प्रयोग

ब्लो ड्राय, स्ट्रेटनिंग, कर्लिंग से बाल जल जाते हैं।

3. हेयर कलर और केमिकल ट्रीटमेंट

डाई, ब्लीच, स्मूदनिंग से बालों की प्राकृतिक परत खराब हो जाती है।

4. ज्यादा शैंपू और गलत प्रोडक्ट

कुछ शैंपू बहुत हार्श होते हैं और बालों का प्राकृतिक तेल निकाल देते हैं।

5. गीले बालों में कंघी करना

गीले बाल बहुत कमजोर होते हैं, और उस समय टूटने की संभावना ज्यादा रहती है।

6. धूप, प्रदूषण और धूल

बाहर का वातावरण बालों को खुरदरा बना देता है।

7. पोषण की कमी
यदि शरीर में प्रोटीन और विटामिन की कमी हो, तो बाल कमजोर हो जाते हैं।
क्या दोमुंहे बाल ठीक हो सकते हैं?
सच्चाई यह है कि:
जो बाल एक बार फट गए, उन्हें जोड़ना संभव नहीं।
टीवी विज्ञापन कुछ भी कहें, लेकिन दोमुंहे बाल का स्थायी समाधान है
- बालों को ट्रिम करना

दोमुंहे बालों से बचाव कैसे करें?
कुछ आसान उपाय:
- हर 2–3 महीने में ट्रिम कराएं
- हीट टूल्स कम इस्तेमाल करें
- हेयर कंडीशनर जरूर लगाएं
- बालों में सीरम या हल्का तेल लगाएं
- बहुत ज्यादा केमिकल से बचें
- गीले बालों में जोर से कंघी न करें
- प्रोटीन और पौष्टिक भोजन लें

कब डॉक्टर से सलाह लें?
अगर:
बाल बहुत ज्यादा टूट रहे हों
बालों की क्वालिटी लगातार गिर रही हो
बाल झड़ने भी लगे हों
तो अंदरूनी कारण की जांच जरूरी है।

निष्कर्ष
दोमुंहे बाल बालों के खराब होने का शुरुआती संकेत हैं।
यह दिखाता है कि बालों को पोषण और देखभाल की जरूरत है।
बालों को सुंदर रखने के लिए सिरों की देखभाल भी उतनी ही जरूरी है जितनी जड़ों की।

कमज़ोर और जल्दी टूटने वाले बाल

बहुत से लोग कहते हैं —
“बाल झड़ नहीं रहे, लेकिन बहुत टूट रहे हैं।”
“बाल पहले जैसे मजबूत नहीं रहे।”
“जरा सा कंघी करने पर बाल टूट जाते हैं।”
यह समस्या आज बहुत आम हो गई है —
बालों का कमजोर होना और जल्दी टूटना।
यह केवल ब्यूटी प्रॉब्लम नहीं, बल्कि बालों की सेहत का संकेत है।

बाल कमजोर क्यों होते हैं?

बालों की मजबूती निर्भर करती है:
जड़ों की ताकत पर
बालों की नमी पर
सही पोषण पर
बाहरी देखभाल पर
जब इनमें गड़बड़ी होती है, तो बाल कमजोर होकर टूटने लगते हैं।
कमजोर बालों के मुख्य कारण

1. पोषण की कमी

बाल मुख्य रूप से केराटिन नामक प्रोटीन से बने होते हैं।
यदि शरीर में कमी हो:
प्रोटीन
आयरन
जिंक
विटामिन D
विटामिन B12
तो बाल पतले और कमजोर हो जाते हैं।

2. ज्यादा हीट का इस्तेमाल

आजकल लोग रोज़:
ब्लो ड्रायर
स्ट्रेटनर

कर्लर

इस्तेमाल करते हैं।

यह बालों की प्राकृतिक नमी को खत्म कर देता है और बाल टूटने लगते हैं।

3. केमिकल ट्रीटमेंट

हेयर कलर, ब्लीच, स्मूदनिंग, केराटिन ट्रीटमेंट:

बालों की बाहरी परत को नुकसान पहुंचाते हैं।

4. बार-बार शैंपू करना

बहुत ज्यादा शैंपू से बालों का प्राकृतिक तेल निकल जाता है।

बाल सूखे होकर टूटने लगते हैं।

5. गीले बालों में जोर से कंघी करना

गीले बाल सबसे कमजोर होते हैं।

उस समय कंघी करने से बाल जल्दी टूटते हैं।

6. धूप, धूल और प्रदूषण

पर्यावरण बालों को रूखा और बेजान बना देता है।

7. तनाव और नींद की कमी

तनाव शरीर को अंदर से कमजोर करता है।

नींद पूरी न हो तो बालों की मरम्मत नहीं हो पाती।

कमजोर बालों के लक्षण

- बालों का रूखापन
- दोमुंहे बाल
- बालों का जल्दी टूटना
- बालों का पतला होना
- बालों में चमक की कमी
- कंघी करते समय ज्यादा टूटना

बालों को मजबूत कैसे बनाएं?

कुछ जरूरी उपाय:

- संतुलित आहार लें
- प्रोटीन रोज़ लें (दाल, पनीर, अंडा, सोया)
- विटामिन और आयरन की जांच कराएं
- हीट टूल्स कम करें
- बालों को हल्के हाथ से कंघी करें

- कंडीशनर का उपयोग करें
- नियमित तेल मसाज करें (हल्का)
- पर्याप्त नींद लें

कब डॉक्टर को दिखाना चाहिए?

अगर:

बाल बहुत ज्यादा टूट रहे हों
बाल पतले हो रहे हों
साथ में झड़ना भी बढ़ गया हो
अंदरूनी कमजोरी लग रही हो
तो जांच जरूरी है।

निष्कर्ष

कमजोर और जल्दी टूटने वाले बाल इस बात का संकेत हैं कि बालों को पोषण, सुरक्षा और सही देखभाल चाहिए।
सिर्फ बाहरी उपाय नहीं, अंदर से मजबूत होना जरूरी है।

सीधा करने और ब्लो ड्राय करने से बालों को नुकसान

आजकल फैशन और स्टाइल के दौर में बहुत लोग रोज़ बालों को:
स्ट्रेट करते हैं
ब्लो ड्राय करते हैं
कर्लिंग करते हैं
बाल कुछ समय के लिए सुंदर और सेट जरूर दिखते हैं, लेकिन लंबे समय में यह आदत बालों को नुकसान पहुंचा सकती है।
बहुत से लोग शिकायत करते हैं —
"बाल रूखे हो गए हैं।"
"बाल टूटने लगे हैं।"
"बाल पहले जैसे घने नहीं रहे।"
इसका एक बड़ा कारण हो सकता है —

- हीट ट्रीटमेंट यानी गर्मी का असर

ब्लो ड्राय और स्ट्रेटनिंग से नुकसान क्यों होता है?
बाल की बाहरी सतह पर एक सुरक्षा परत होती है जिसे कहा जाता है

- क्यूटिकल (Cuticle)

जब हम बार-बार बालों पर गर्मी डालते हैं, तो यह परत टूटने लगती है।
परिणाम:

- बाल सूख जाते हैं
- बाल कमजोर होते हैं
- बाल टूटने लगते हैं
- दोमुंहे बाल बनते हैं

हीट बालों के अंदर क्या करती है?
बालों के अंदर प्राकृतिक नमी होती है।
हीट से:

- नमी उड़ जाती है
- बाल का प्रोटीन कमजोर हो जाता है
- बाल का स्ट्रक्चर टूटता है
- इसलिए बाल "भूसे" जैसे लगने लगते हैं।

कौन-कौन से उपकरण ज्यादा नुकसान करते हैं?
स्ट्रेटनर (Flat Iron)
कर्लिंग आयरन

हेयर ड्रायर का गर्म मोड
बार-बार हेयर स्टाइलिंग मशीनें
यह खासतौर पर तब ज्यादा नुकसान करते हैं जब रोज़ इस्तेमाल हो।

इसके लक्षण क्या होते हैं?

अगर बालों को हीट से नुकसान हो रहा है तो:

- बाल बहुत रूखे लगते हैं
- बालों की चमक खत्म हो जाती है
- बाल टूटकर गिरते हैं
- सिरे फटने लगते हैं
- बाल पतले और कमजोर हो जाते हैं
- बालों की ग्रोथ धीमी लगती है

क्या यह स्थायी नुकसान है?

बालों का जो हिस्सा बाहर है, वह मरा हुआ होता है।
उसकी मरम्मत पूरी तरह संभव नहीं।
लेकिन सही देखभाल से आगे का नुकसान रोका जा सकता है।

बालों को कैसे बचाएं?

कुछ जरूरी सुझाव:

- हीट टूल्स का उपयोग कम करें
- रोज़ स्ट्रेटनिंग से बचें
- हमेशा “हीट प्रोटेक्शन सीरम” लगाएं
- गीले बालों पर स्ट्रेटनर न चलाएं
- ड्रायर को बहुत पास न रखें
- बालों को नेचुरली सूखने दें
- नियमित ट्रिमिंग कराएं
- डीप कंडीशनिंग करें

क्या बाल फिर से ठीक हो सकते हैं?

जो बाल जल चुके हैं, उन्हें ट्रिम करना सबसे बेहतर है।
नए बाल स्वस्थ तभी आएंगे जब:
पोषण सही हो
बालों को आराम मिले
स्टाइलिंग सीमित हो

निष्कर्ष

ब्लो ड्राय और स्ट्रेटनिंग तुरंत सुंदरता देते हैं, लेकिन लगातार इस्तेमाल बालों को कमजोर और टूटने वाला बना सकता है।
सुंदर बाल वही हैं जो अंदर से स्वस्थ हों, सिर्फ बाहर से सेट नहीं।

कलर, स्ट्रेटनिंग और केमिकल का असर

आजकल बालों को सुंदर बनाने के लिए लोग कई तरह के केमिकल ट्रीटमेंट करवाते हैं जैसे —

- हेयर कलर
- हाइलाइट्स
- स्ट्रेटनिंग
- स्मूदनिंग
- केराटिन ट्रीटमेंट
- ब्लीचिंग

बाल तुरंत चमकदार और स्टाइलिश लगते हैं, लेकिन कई बार कुछ महीनों बाद लोग शिकायत करते हैं —

- "बाल बहुत कमजोर हो गए।"
- "बाल टूटने लगे हैं।"
- "पहले जैसे घने नहीं रहे।"

इसका कारण अक्सर होता है —

- केमिकल का असर

बालों पर केमिकल क्या करता है?

बालों की एक प्राकृतिक सुरक्षा परत होती है जिसे कहते हैं —

- Cuticle Layer

जब हम कलर या स्ट्रेटनिंग करते हैं, तो केमिकल इस परत को खोल देता है ताकि बाल का रंग या आकार बदला जा सके।

लेकिन बार-बार ऐसा करने से:

- बाल की परत टूट जाती है
- बाल सूख जाते हैं
- बाल कमजोर होकर टूटने लगते हैं

हेयर कलर से क्या नुकसान हो सकता है?

कलर में मौजूद कुछ केमिकल:

- बालों की नमी छीन लेते हैं
- बाल को रूखा बना देते हैं

स्कैल्प में एलर्जी कर सकते हैं
कुछ लोगों में:

- खुजली
- जलन
- लालपन
- बाल झड़ना

भी हो सकता है।
स्ट्रेटनिंग और स्मूदनिंग का असर
स्ट्रेटनिंग में बालों के प्राकृतिक बंधन तोड़े जाते हैं और उन्हें सीधा किया जाता है।
इससे:

- बाल का स्ट्रक्चर कमजोर होता है
- बाल टूटने लगते हैं
- दोमुंहे बाल बढ़ जाते हैं
- अगर बार-बार कराया जाए तो बाल बहुत पतले हो सकते हैं।

केराटिन ट्रीटमेंट सच में कितना सुरक्षित है?
केराटिन ट्रीटमेंट बाल को स्मूद बनाता है, लेकिन कई बार इसमें:
फॉर्मलडिहाइड जैसे केमिकल
हो सकते हैं, जो स्कैल्प और आंखों को नुकसान पहुंचा सकते हैं।
इसलिए सावधानी जरूरी है।
केमिकल ट्रीटमेंट के बाद दिखने वाले लक्षण
अगर बालों पर केमिकल का असर हो रहा है तो:

- बाल रूखे और बेजान
- बाल टूटना
- ज्यादा हेयरफॉल
- खुजली या जलन
- बालों का पतला होना
- स्कैल्प संवेदनशील होना

देखा जा सकता है।
क्या केमिकल हमेशा नुकसानदायक है?
हर बार नहीं।

अगर:

- सही प्रोडक्ट
- सही एक्सपर्ट
- सही अंतराल
- अच्छी देखभाल

हो तो नुकसान कम हो सकता है।

लेकिन बार-बार और बिना जरूरत के कराना बालों को कमजोर कर देता है।

बालों को कैसे बचाएं?

- केमिकल ट्रीटमेंट में गैप रखें
- बार-बार कलर न करें
- पैच टेस्ट जरूर कराएं
- ट्रीटमेंट के बाद डीप कंडीशनिंग करें
- बालों में नियमित तेल मसाज करें
- पोषण और प्रोटीन लें
- स्कैल्प में जलन हो तो डॉक्टर दिखाएं

निष्कर्ष

कलर और स्ट्रेटनिंग आपको तुरंत सुंदर दिखा सकते हैं, लेकिन बालों की सेहत की कीमत पर नहीं।

सही जानकारी और सावधानी के साथ ही केमिकल ट्रीटमेंट करवाना चाहिए।

जन्म से जुड़ी बालों की कुछ समस्याएँ

बालों की ज्यादातर समस्याएं जीवन में बाद में होती हैं — जैसे तनाव, हार्मोन, डाइट या स्कैल्प इंफेक्शन के कारण।
लेकिन कुछ मामलों में बालों की समस्या जन्म से ही मौजूद होती है।
लोग अक्सर पूछते हैं —
"बच्चे के सिर पर बाल क्यों नहीं हैं?"
"कुछ बच्चों के बाल बहुत पतले क्यों होते हैं?"
"क्या यह जन्म से जुड़ी समस्या है?"
आइए आसान भाषा में समझते हैं।
जन्म से जुड़ी बालों की समस्या का मतलब क्या है?
कुछ बच्चों में बालों की जड़ें या बालों की बनावट जन्म से ही अलग होती है।
इसे मेडिकल भाषा में कहते हैं —

- **Congenital Hair Disorders**

यह बहुत सामान्य नहीं है, लेकिन जानकारी होना जरूरी है।
कुछ आम जन्मजात बालों की समस्याएं

1. जन्म के समय बाल न होना

कुछ बच्चों के सिर पर जन्म के समय बहुत कम बाल होते हैं।
यह अक्सर सामान्य होता है, क्योंकि:
कई बच्चों के बाल बाद में आते हैं
पहला साल बालों के विकास का समय होता है
लेकिन अगर 2–3 साल तक बाल बिल्कुल न आएं, तो जांच जरूरी है।

2. बालों की जड़ का कमजोर होना

कुछ बच्चों में बालों के फॉलिकल जन्म से कमजोर होते हैं।
इससे:
बाल बहुत पतले रहते हैं
बाल जल्दी टूटते हैं
बाल ज्यादा बढ़ नहीं पाते

3. Uncombable Hair Syndrome

कुछ बच्चों के बाल ऐसे होते हैं:
बहुत रूखे
खड़े-खड़े
कंघी न होने वाले
यह एक दुर्लभ स्थिति है और अक्सर उम्र के साथ ठीक हो जाती है।

4. जन्मजात गंजे पैच

कभी-कभी बच्चे के सिर पर एक छोटा हिस्सा बिना बालों के होता है।

यह:

स्किन की बनावट से जुड़ा हो सकता है

जन्म के समय की चोट से भी

डॉक्टर जांच करके स्पष्ट करते हैं।

5. बालों का रंग या बनावट अलग होना

कुछ बच्चों के बाल जन्म से:

बहुत हल्के

बहुत घुंघराले

बहुत पतले

हो सकते हैं।

यह अक्सर आनुवंशिक होता है और बीमारी नहीं।

6. Genetic Syndromes से जुड़ी समस्या

कुछ दुर्लभ बीमारियों में बालों की ग्रोथ प्रभावित होती है।

ऐसे मामलों में साथ में:

त्वचा

नाखून

दांत

में भी बदलाव होते हैं।

क्या माता-पिता को चिंता करनी चाहिए?

अधिकतर मामलों में:

- जन्म के बाद बाल धीरे-धीरे बढ़ जाते हैं
- शुरुआती सालों में बदलाव सामान्य है

लेकिन डॉक्टर से सलाह जरूरी है अगर:

बाल बिल्कुल नहीं बढ़ रहे

बाल बहुत असामान्य तरीके से टूट रहे

सिर पर स्थायी पैच बन रहा

अन्य शारीरिक लक्षण भी हों

इलाज संभव है?

जन्मजात समस्याओं में इलाज कारण पर निर्भर करता है।

कुछ स्थितियां समय के साथ ठीक हो जाती हैं।
कुछ में विशेष उपचार की जरूरत होती है।
सबसे जरूरी है:

- सही पहचान
- समय पर विशेषज्ञ से सलाह

बिना जरूरत के घरेलू प्रयोग न करना

निष्कर्ष

बालों की कुछ समस्याएं जन्म से जुड़ी हो सकती हैं, लेकिन वे बहुत दुर्लभ होती हैं।
अधिकतर बच्चों के बाल समय के साथ सामान्य रूप से बढ़ जाते हैं।
सही जानकारी और धैर्य माता-पिता के लिए सबसे जरूरी है।

भाग 5

हार्मोन और अंदरूनी बीमारियाँ (लेख 29–34)

थायरॉइड और बाल झड़ना

आजकल बहुत सारे लोग बाल झड़ने की शिकायत लेकर आते हैं।
जब जांच की जाती है, तो कई बार कारण निकलता है —
थायरॉइड की समस्या
लोग अक्सर पूछते हैं —
"थायरॉइड का बालों से क्या संबंध है?"
"क्या थायरॉइड से बाल झड़ सकते हैं?"
उत्तर है —
जी हाँ। थायरॉइड शरीर का ऐसा हार्मोन सिस्टम है जो बालों की ग्रोथ पर सीधा असर डालता है।

थायरॉइड क्या होता है?

थायरॉइड एक छोटी सी ग्रंथि है जो गले में होती है।
यह शरीर के लिए हार्मोन बनाती है जो नियंत्रित करते हैं:
मेटाबॉलिज्म
ऊर्जा स्तर
वजन
त्वचा और बालों की सेहत
जब यह ग्रंथि सही काम नहीं करती तो बाल प्रभावित होते हैं।
थायरॉइड की कौन सी समस्याएं बाल झड़ाती हैं?
मुख्यतः दो स्थितियां होती हैं:

1. हाइपोथायरॉइड (Hypothyroidism)

जब थायरॉइड हार्मोन कम बनता है।
इसमें:
बाल झड़ते हैं
बाल रूखे हो जाते हैं
ग्रोथ धीमी हो जाती है
भौंहों के बाल भी कम हो सकते हैं

2. हाइपरथायरॉइड (Hyperthyroidism)

जब थायरॉइड हार्मोन ज्यादा बनता है।
इसमें भी बाल:
पतले
कमजोर
जल्दी गिरने वाले
हो सकते हैं।

थायरॉइड से बाल क्यों झड़ते हैं?
थायरॉइड हार्मोन बालों के ग्रोथ चक्र को नियंत्रित करता है।
जब हार्मोन बिगड़ता है, तो बाल जल्दी:
रेस्ट फेज में चले जाते हैं
झड़ने वाले फेज में पहुंच जाते हैं
इसे कहा जाता है —
Telogen Effluvium
यानी पूरे सिर से बाल झड़ना।
थायरॉइड के साथ अन्य लक्षण क्या होते हैं?
थायरॉइड में बाल झड़ने के साथ ये संकेत भी दिख सकते हैं:
थकान
वजन बढ़ना या घट जाना
ठंड या गर्मी ज्यादा लगना
कब्ज
स्किन सूखी होना
पीरियड्स अनियमित होना
मूड बदलना
यदि बाल झड़ रहे हों और ये लक्षण भी हों, तो थायरॉइड जांच जरूरी है।
कौन सा टेस्ट कराना चाहिए?
थायरॉइड के लिए ये जांच होती हैं:

- TSH
- T3, T4
- Anti-TPO (कुछ मामलों में)

डॉक्टर आपकी स्थिति के अनुसार सलाह देते हैं।
इलाज से बाल ठीक हो सकते हैं?
जी हाँ।
अगर थायरॉइड संतुलित हो जाए तो:

- बाल झड़ना धीरे-धीरे कम हो जाता है
- 3–6 महीनों में सुधार दिखता है
- नए बाल उगने लगते हैं

लेकिन इसमें समय और धैर्य जरूरी है।
क्या केवल तेल लगाने से फायदा होगा?
नहीं।
थायरॉइड में समस्या अंदर से होती है, इसलिए इलाज:
हार्मोन संतुलित करने से
पोषण सुधारने से

डॉक्टर की दवा से
ही होगा।

निष्कर्ष
थायरॉइड एक बड़ा कारण हो सकता है बाल झड़ने का।
अगर बाल लगातार झड़ रहे हों, तो केवल हेयर प्रोडक्ट नहीं बदलें —
थायरॉइड की जांच जरूर कराएं।

PCOS: बाल झड़ना और चेहरे पर अनचाहे बाल

आजकल बहुत सी युवा महिलाएं दो समस्याओं से परेशान रहती हैं —
"मेरे सिर के बाल झड़ रहे हैं।"
"चेहरे पर अनचाहे बाल बढ़ रहे हैं।"
जब जांच की जाती है, तो कई बार कारण निकलता है —
PCOS (पॉलीसिस्टिक ओवरी सिंड्रोम)
यह महिलाओं में हार्मोन से जुड़ी एक बहुत आम समस्या है, जिसका असर सीधे बालों पर पड़ता है।

PCOS क्या होता है?

PCOS का पूरा नाम है —
Polycystic Ovary Syndrome
यह एक ऐसी स्थिति है जिसमें महिलाओं की ओवरी में हार्मोनल असंतुलन हो जाता है।
इसमें शरीर में:
पुरुष हार्मोन (Androgens) बढ़ जाते हैं
पीरियड्स अनियमित हो जाते हैं
वजन बढ़ सकता है
त्वचा और बाल प्रभावित होते हैं

PCOS में बालों की समस्या क्यों होती है?

जब शरीर में Androgen हार्मोन बढ़ जाता है, तो उसका असर दो तरह से होता है:

1. सिर के बाल झड़ने लगते हैं

पुरुष हार्मोन बालों की जड़ों को कमजोर करता है।
इससे:
बाल पतले होने लगते हैं
मांग चौड़ी दिखती है
बाल धीरे-धीरे कम होते हैं
यह Female Pattern Hair Loss जैसा लगता है।

2. चेहरे पर अनचाहे बाल बढ़ जाते हैं

इसे कहा जाता है —

Hirsutism

PCOS में कई महिलाओं के:

चेहरे

ठोड़ी

ऊपरी होंठ

छाती

पर बाल बढ़ने लगते हैं।

यह हार्मोनल बदलाव का संकेत है।

PCOS के अन्य लक्षण

बालों के साथ-साथ PCOS में हो सकते हैं:

पीरियड्स का देर से आना

वजन बढ़ना

मुंहासे (Acne)

स्किन ऑयली होना

गर्भधारण में परेशानी

मूड स्विंग्स

PCOS की जांच कैसे होती है?

डॉक्टर कुछ जांच करवाते हैं:

- Hormonal Profile
- Ultrasound of Ovaries
- Blood Sugar और Insulin
- Thyroid टेस्ट
- Vitamin D और Iron भी

इलाज कैसे होता है?

PCOS का इलाज केवल तेल या शैंपू से नहीं होता, क्योंकि समस्या अंदर से हार्मोन की है।

उपचार में शामिल होता है:

- वजन नियंत्रण
- नियमित व्यायाम

- कम मीठा और कम तला खाना
- हार्मोन बैलेंस की दवा
- आयरन और विटामिन सपोर्ट
- हेयर ट्रीटमेंट (डॉक्टर की सलाह से)

बाल वापस आ सकते हैं?

जी हाँ।

अगर PCOS नियंत्रित हो जाए तो:

- बाल झड़ना कम हो सकता है
- बालों की ग्रोथ वापस आ सकती है
- चेहरे के बाल भी नियंत्रित हो सकते हैं

लेकिन इसमें समय और नियमित देखभाल जरूरी है।

निष्कर्ष

PCOS एक हार्मोनल समस्या है जिसका असर सिर के बालों और चेहरे के अनचाहे बालों दोनों पर पड़ता है।

समय पर जांच और सही लाइफस्टाइल सुधार से इसे बहुत हद तक नियंत्रित किया जा सकता है।

खून की कमी और बालों की सेहत

बहुत से लोग बाल झड़ने की समस्या को सिर्फ शैंपू या तेल से जोड़कर देखते हैं।
लेकिन कई बार बालों का असली कारण सिर में नहीं, बल्कि शरीर के अंदर होता है।
एक बहुत आम वजह है —
खून की कमी (एनीमिया)
लोग कहते हैं —
"मेरे बाल बहुत झड़ रहे हैं, कमजोरी भी रहती है।"
"थकान होती है और बाल भी पतले हो गए हैं।"
ऐसे मामलों में खून की जांच जरूरी हो जाती है।

1. खून की कमी क्या होती है?

जब शरीर में:
हीमोग्लोबिन कम हो जाए
या
आयरन की मात्रा कम हो जाए
तो उसे कहते हैं — एनीमिया (Anemia)
हीमोग्लोबिन का काम होता है शरीर में ऑक्सीजन पहुंचाना।
अगर ऑक्सीजन कम पहुंचेगी तो सबसे पहले असर होगा:
बालों पर
त्वचा पर
ऊर्जा पर

2. खून की कमी से बाल क्यों झड़ते हैं?

बालों की जड़ को लगातार ऑक्सीजन और पोषण चाहिए।
जब खून की कमी होती है तो:

- बालों की जड़ों तक ऑक्सीजन कम पहुंचती है
- जड़ कमजोर होने लगती है
- बाल ग्रोथ रुक जाती है
- बाल झड़ने लगते हैं

यह अक्सर पूरे सिर से बाल झड़ने का कारण बनता है।
इसे कहा जाता है —
Diffuse Hair Fall

3. किन लोगों में यह ज्यादा होता है?

खून की कमी खासतौर पर ज्यादा होती है:

- महिलाओं में (पीरियड्स के कारण)
- गर्भवती महिलाओं में
- बच्चों और किशोरों में
- बहुत ज्यादा डाइटिंग करने वालों में
- शाकाहारी लोगों में (यदि आयरन सही न मिले)

खून की कमी के अन्य लक्षण

बाल झड़ने के साथ-साथ व्यक्ति को हो सकता है:

- थकान और कमजोरी
- चक्कर आना
- सांस फूलना
- त्वचा पीली होना
- नाखून कमजोर होना
- दिल की धड़कन तेज होना

अगर ये लक्षण भी हों, तो जांच जरूरी है।

4. कौन-कौन से टेस्ट जरूरी हैं?

डॉक्टर आमतौर पर ये जांच करवाते हैं:

- CBC (Complete Blood Count)
- Hemoglobin Level
- Serum Ferritin (आयरन स्टोर)
- Vitamin B12 (कुछ मामलों में)

5. इलाज कैसे होता है?

खून की कमी का इलाज कारण पर निर्भर करता है:

- आयरन सप्लीमेंट
- फोलिक एसिड
- विटामिन B12
- सही खानपान

आयरन वाले भोजन:

- पालक
- चना
- अनार
- गुड़
- दालें
- सूखे मेवे

लेकिन केवल खाना काफी नहीं, कई बार दवा जरूरी होती है।

6. बाल वापस आते हैं?

जी हाँ।
अगर आयरन की कमी पूरी हो जाए तो:

- 3–6 महीनों में बाल झड़ना कम हो सकता है
- धीरे-धीरे नई ग्रोथ आने लगती है
- लेकिन इलाज नियमित होना चाहिए।

निष्कर्ष

बाल झड़ना कई बार शरीर की अंदरूनी कमजोरी का संकेत होता है। खून की कमी को नजरअंदाज न करें, क्योंकि सही इलाज से बाल और स्वास्थ्य दोनों सुधर सकते हैं।

डायबिटीज का बालों पर असर

आज डायबिटीज (शुगर) एक बहुत आम बीमारी बन चुकी है।
लोग जानते हैं कि डायबिटीज से आंखों, किडनी और दिल पर असर होता है,
लेकिन बहुत कम लोग जानते हैं कि —
डायबिटीज का असर बालों पर भी पड़ सकता है
कई मरीज कहते हैं —
"शुगर बढ़ने के बाद बाल झड़ने लगे।"
"बाल पतले हो गए हैं।"
"स्कैल्प में खुजली और इंफेक्शन रहता है।"
तो आइए आसान भाषा में समझते हैं कि डायबिटीज बालों को कैसे प्रभावित करती है।

डायबिटीज में बाल क्यों प्रभावित होते हैं?

डायबिटीज में शरीर में ब्लड शुगर बढ़ जाती है, जिससे शरीर की कई प्रक्रियाएं प्रभावित होती हैं।
बालों पर असर मुख्यतः इन कारणों से होता है:

1. ब्लड सर्कुलेशन कमजोर होना

बालों की जड़ को लगातार खून और ऑक्सीजन चाहिए।
डायबिटीज में छोटी रक्त नलिकाएं कमजोर हो जाती हैं।
परिणाम:

- बालों की जड़ों तक पोषण कम पहुंचता है
- बाल कमजोर होते हैं
- बाल झड़ने लगते हैं

2. हार्मोनल और मेटाबॉलिक बदलाव

- डायबिटीज शरीर के मेटाबॉलिज्म को प्रभावित करती है।
- इससे बालों का ग्रोथ चक्र बिगड़ सकता है और बाल जल्दी झड़ने वाले फेज में चले जाते हैं।

3. इम्यूनिटी कम होना

डायबिटीज में शरीर की रक्षा क्षमता कम हो जाती है।
इस कारण:

- स्कैल्प में फंगल इंफेक्शन
- फुंसी
- खुजली
- दाद

ज्यादा होने लगता है।

और स्कैल्प अस्वस्थ होने से बाल झड़ना बढ़ जाता है।

4. तनाव और चिंता

- डायबिटीज के साथ मानसिक तनाव भी बढ़ जाता है।
- तनाव बालों पर सीधा असर डालता है।

5. पोषण की कमी

कुछ मरीजों में डायबिटीज के कारण:

- वजन गिर जाता है
- डाइट सीमित हो जाती है
- जिससे प्रोटीन और विटामिन की कमी हो सकती है।

6. दवाओं का असर

कुछ मामलों में कुछ दवाओं से भी बाल पतले हो सकते हैं, हालांकि यह बहुत आम नहीं है।

- डायबिटीज में बालों की समस्या के लक्षण
- बालों का झड़ना बढ़ना
- बाल पतले होना
- स्कैल्प में खुजली
- बार-बार इंफेक्शन
- घाव जल्दी ठीक न होना
- बालों की ग्रोथ धीमी होना

क्या बाल वापस ठीक हो सकते हैं?

जी हाँ।

अगर शुगर कंट्रोल में आ जाए तो:

- बाल झड़ना कम हो सकता है
- स्कैल्प इंफेक्शन घट सकता है
- बालों की ग्रोथ सुधर सकती है

क्या करना चाहिए?

डायबिटीज मरीजों के लिए जरूरी बातें:

- शुगर को नियंत्रण में रखें
- संतुलित प्रोटीन डाइट लें
- विटामिन और आयरन की जांच कराएं
- स्कैल्प को साफ रखें
- खुजली या इंफेक्शन हो तो तुरंत इलाज करें
- तनाव कम करें
- डॉक्टर की सलाह से नियमित इलाज लें

निष्कर्ष

डायबिटीज केवल शुगर की बीमारी नहीं, यह पूरे शरीर को प्रभावित करती है।

अगर शुगर लंबे समय तक अनियंत्रित रहे, तो बाल भी कमजोर हो सकते हैं।

स्वस्थ बालों के लिए शुगर कंट्रोल और सही जीवनशैली सबसे जरूरी है।

इम्यून सिस्टम से जुड़ी बीमारियाँ और बाल

हमारे शरीर में एक सुरक्षा प्रणाली होती है जिसे कहा जाता है —
इम्यून सिस्टम (Immune System)
यह सिस्टम हमें वायरस, बैक्टीरिया और संक्रमण से बचाता है।
लेकिन जब यही इम्यून सिस्टम असंतुलित हो जाए या गलती से अपने ही शरीर पर हमला करने लगे, तो कई तरह की समस्याएं हो सकती हैं।
बालों की कुछ गंभीर समस्याएं भी इसी कारण होती हैं।
बहुत से लोग पूछते हैं —
"क्या बाल झड़ना इम्यूनिटी से जुड़ा है?"
उत्तर है — जी हाँ, कई बार।
इम्यून सिस्टम बालों को कैसे प्रभावित करता है?
बालों की जड़ें स्कैल्प के अंदर होती हैं।
यदि शरीर का इम्यून सिस्टम इन जड़ों को नुकसान पहुंचाए, तो बाल झड़ सकते हैं।
ऐसी स्थितियों को कहा जाता है —
Autoimmune Hair Disorders
सबसे आम इम्यून से जुड़ी बालों की बीमारी: एलोपेसिया एरियाटा
इसमें शरीर खुद बालों की जड़ों पर हमला कर देता है।
परिणाम:
सिर पर गोल-गोल पैच बन जाते हैं
बाल अचानक गिर जाते हैं
त्वचा चिकनी रहती है
यह इम्यून सिस्टम की गलती से होता है।
थायरॉइड भी एक ऑटोइम्यून कारण हो सकता है
कुछ लोगों में थायरॉइड की समस्या भी इम्यून सिस्टम के कारण होती है जैसे:
Hashimoto Thyroiditis
Graves Disease
इससे बाल झड़ना बढ़ सकता है।
सोरायसिस और स्कैल्प
सोरायसिस भी एक इम्यून बीमारी है जिसमें:
स्कैल्प पर मोटी पपड़ी
लालपन
खुजली
सूजन

होती है।
स्कैल्प इंफ्लेमेशन से बाल कमजोर हो जाते हैं।
लुपस (Lupus) और बाल झड़ना
लुपस एक गंभीर ऑटोइम्यून बीमारी है।
इसमें:
त्वचा पर रैश
शरीर में सूजन
बाल झड़ना
हो सकता है।
कभी-कभी बाल स्थायी रूप से भी कम हो सकते हैं।
अन्य इम्यून समस्याएं जो बालों को प्रभावित करती हैं
विटिलिगो (त्वचा के सफेद दाग)
रूमेटॉइड आर्थराइटिस
कुछ दवाएं जो इम्यून सिस्टम को दबाती हैं
इन सबका अप्रत्यक्ष असर बालों पर हो सकता है।

कैसे पहचानें कि बाल इम्यून कारण से झड़ रहे हैं?

कुछ संकेत:
अचानक गोल पैच बनना
खुजली, सूजन और परत
अन्य शरीर लक्षण साथ होना
बार-बार समस्या लौटना
ऐसे मामलों में जांच जरूरी होती है।

इलाज कैसे होता है?

इम्यून से जुड़ी समस्याओं में इलाज अलग होता है:

- सही डायग्नोसिस
- डॉक्टर द्वारा दवाएं
- स्कैल्प ट्रीटमेंट
- तनाव कम करना
- आयुर्वेदिक सपोर्ट (सहायक रूप में)

यह समस्याएं सिर्फ तेल बदलने से ठीक नहीं होतीं।

निष्कर्ष

बाल झड़ना कई बार शरीर के इम्यून सिस्टम का संकेत हो सकता है। यदि समस्या बार-बार हो रही है या पैच बन रहे हैं, तो समय पर विशेषज्ञ से सलाह लेना जरूरी है।

उम्र बढ़ने के साथ बालों में क्या बदलना स्वाभाविक है?

बहुत से लोग जैसे-जैसे उम्र बढ़ती है, बालों को लेकर चिंतित होने लगते हैं।
वे कहते हैं —
"बाल पहले जैसे घने नहीं रहे।"
"बाल सफेद हो रहे हैं।"
"बाल पतले हो गए हैं।"
"क्या यह उम्र का असर है या कोई बीमारी?"
सच्चाई यह है कि उम्र बढ़ने के साथ बालों में कुछ बदलाव होना बिल्कुल स्वाभाविक है।
लेकिन यह जानना जरूरी है कि कौन सा बदलाव सामान्य है और कब इलाज की जरूरत होती है।

उम्र बढ़ने पर बालों में क्या-क्या बदलाव आते हैं?

1. बालों का पतला होना

उम्र के साथ बालों की जड़ें धीरे-धीरे कमजोर हो सकती हैं।
इससे:
बालों की मोटाई कम होती है
बाल पतले दिखने लगते हैं
बालों की मात्रा घट सकती है
यह प्रक्रिया धीरे-धीरे होती है।

2. बालों की ग्रोथ धीमी हो जाती है

युवावस्था में बाल तेजी से बढ़ते हैं।
लेकिन उम्र बढ़ने पर:
बालों का ग्रोथ फेज छोटा हो जाता है
नए बाल धीरे आते हैं
बाल जल्दी झड़ने वाले चरण में चले जाते हैं

3. बालों का सफेद होना

बालों का रंग बनता है मेलेनिन से।
उम्र बढ़ने पर मेलेनिन कम बनने लगता है, इसलिए:
बाल सफेद या भूरे होने लगते हैं
यह सामान्य प्रक्रिया है।

4. बालों का रूखा और बेजान होना

उम्र के साथ स्कैल्प की तेल ग्रंथियाँ कम सक्रिय हो जाती हैं।
इससे:

बालों में नमी कम हो जाती है
बाल रूखे लगते हैं
चमक कम हो जाती है

5. हेयरलाइन पीछे जाना या बाल कम होना

पुरुषों में अक्सर:
माथे से बाल पीछे हटने लगते हैं
महिलाओं में:
मांग चौड़ी होने लगती है
यह उम्र और हार्मोन दोनों का असर हो सकता है।

6. बाल झड़ने की मात्रा थोड़ा बढ़ सकती है

कुछ बाल झड़ना सामान्य है, लेकिन उम्र के साथ रिकवरी धीमी होती है।
इसलिए बाल धीरे-धीरे कम दिखाई देते हैं।

कब चिंता करनी चाहिए?

उम्र का असर सामान्य है, लेकिन डॉक्टर से मिलना जरूरी है अगर:

- बाल अचानक बहुत तेजी से झड़ने लगें
- सिर पर खाली पैच बन जाएं
- खुजली, जलन या इंफेक्शन हो
- बहुत कम उम्र में गंभीर गंजापन हो
- कमजोरी, थायरॉइड या खून की कमी के लक्षण हों

उम्र के साथ बालों को स्वस्थ कैसे रखें?

- संतुलित आहार लें
- प्रोटीन और आयरन जरूर लें
- विटामिन D और B12 की जांच कराएं
- स्कैल्प को साफ रखें
- तनाव कम करें
- बालों पर ज्यादा केमिकल न करें
- नियमित डॉक्टर परामर्श लें

निष्कर्ष

उम्र बढ़ने के साथ बालों में बदलाव होना स्वाभाविक है।
लेकिन सही देखभाल और समय पर जांच से बालों को लंबे समय तक स्वस्थ रखा जा सकता है।
बालों को उम्र के साथ कमजोर होना नहीं, सही आदतों से मजबूत बनाए रखना संभव है।

भाग 6

उम्र के हिसाब से बालों की समस्याएँ (लेख 35–39)

बच्चों में बालों की दिक्कतें

बालों की समस्याएं केवल बड़ों में ही नहीं होतीं।
आजकल कई माता-पिता बच्चों के बालों को लेकर चिंतित रहते हैं।
वे कहते हैं —
"बच्चे के बाल बहुत झड़ रहे हैं।"
"बाल बढ़ नहीं रहे।"
"सिर में पपड़ी या खुजली है।"
"कुछ जगह बाल गायब हो गए हैं।"
बच्चों में बालों की समस्या अलग होती है और अक्सर कारण भी अलग होते हैं।

क्या बच्चों में बाल झड़ना सामान्य है?

छोटे बच्चों में जन्म के बाद कुछ महीनों तक बाल झड़ना सामान्य हो सकता है।
क्योंकि:
पुराने जन्मजात बाल गिरते हैं
नए बाल धीरे-धीरे आते हैं
लेकिन अगर बाल लगातार झड़ रहे हों या पैच बन रहा हो, तो जांच जरूरी है।
बच्चों में बालों की प्रमुख समस्याएं

1. जूं (Head Lice)

स्कूल जाने वाले बच्चों में सबसे आम समस्या।
लक्षण:
लगातार खुजली
बालों में सफेद अंडे (nits)
सिर में घाव
जूं से बाल टूट सकते हैं।

2. फंगल इंफेक्शन (दाद)

बच्चों में स्कैल्प का दाद बहुत आम है।
इसमें:

गोल-गोल पपड़ी
बाल टूटना
खुजली
बाल झड़ना
हो सकता है।
यह संक्रामक होता है।

3. डैंड्रफ और स्कैल्प ड्रायनेस

कुछ बच्चों में स्कैल्प सूखने से:
सफेद पपड़ी
खुजली
होती है।

4. पोषण की कमी

अगर बच्चे का भोजन संतुलित नहीं है तो:
आयरन की कमी
प्रोटीन की कमी
विटामिन की कमी
से बाल कमजोर हो सकते हैं।

5. एलोपेसिया एरियाटा

कुछ बच्चों में अचानक गोल पैच बन सकता है।
यह ऑटोइम्यून समस्या है और इलाज संभव है।

6. बाल नोचने की आदत (Trichotillomania)

कुछ बच्चे तनाव या आदत के कारण बाल नोचते हैं।
इससे सिर पर खाली जगह बन जाती है।

7. कसे हुए हेयर स्टाइल

लड़कियों में बहुत टाइट चोटी या पोनीटेल से बाल टूट सकते हैं।

माता-पिता को क्या करना चाहिए?

- बच्चे का स्कैल्प साफ रखें
- कंघी, टोपी साझा न करें
- संतुलित आहार दें
- बालों पर केमिकल का प्रयोग न करें
- खुजली या पैच हो तो डॉक्टर दिखाएं

कब डॉक्टर को दिखाना जरूरी है?

अगर:

बाल बहुत ज्यादा झड़ रहे हों

गोल पैच बन जाए

पस या दाने हों

फंगल इंफेक्शन लगे

बच्चा बाल नोच रहा हो

तो विशेषज्ञ सलाह जरूरी है।

निष्कर्ष

बच्चों में बालों की समस्या अक्सर इलाज योग्य होती है।

जरूरी है कि माता-पिता घबराएं नहीं, सही कारण पहचानें और समय पर डॉक्टर से सलाह लें।

स्वस्थ बचपन = स्वस्थ बाल।

टीनएज में बाल झड़ना और डैंड्रफ

टीनएज यानी किशोरावस्था एक ऐसा समय होता है जब शरीर में बहुत सारे बदलाव होते हैं।
इस उम्र में लड़के-लड़कियां अक्सर शिकायत करते हैं —
"बाल झड़ने लगे हैं।"
"सिर में बहुत डैंड्रफ है।"
"बाल ऑयली हो गए हैं।"
"बार-बार खुजली होती है।"
टीनएज में बालों की समस्या आम है, लेकिन इसका कारण समझना जरूरी है।

टीनएज में बालों की समस्याएं क्यों बढ़ती हैं?

किशोरावस्था में शरीर में हार्मोन तेजी से बदलते हैं।
यही हार्मोन बालों और स्कैल्प पर सीधा असर डालते हैं।
इस उम्र में:

- तेल ग्रंथियां ज्यादा सक्रिय हो जाती हैं
- स्कैल्प ऑयली होने लगता है
- डैंड्रफ बढ़ जाता है
- बाल झड़ना भी शुरू हो सकता है

टीनएज में डैंड्रफ क्यों होता है?

टीनएज में डैंड्रफ के मुख्य कारण:

1. ऑयली स्कैल्प

हार्मोन के कारण सिर में तेल ज्यादा बनने लगता है

2. फंगल ग्रोथ बढ़ना

Malassezia फंगस तेल में तेजी से बढ़ता है

3. तनाव और पढ़ाई का दबाव

तनाव डैंड्रफ और हेयरफॉल बढ़ाता है

4. साफ-सफाई की कमी

कई किशोर बाल नियमित नहीं धोते

5. गलत प्रोडक्ट

ज्यादा जेल, वैक्स और केमिकल प्रोडक्ट से समस्या बढ़ती है
टीनएज में बाल झड़ने के कारण
बाल झड़ना इस उम्र में कई वजह से हो सकता है:

- **पोषण की कमी**

टीनएज में अक्सर बच्चे सही खाना नहीं खाते

- **फास्ट फूड ज्यादा**

पिज्जा, बर्गर, कोल्ड ड्रिंक से पोषण कम मिलता है

- **नींद की कमी**

मोबाइल और देर रात जागने से बाल कमजोर होते हैं

- **तनाव**

एग्जाम, आत्मविश्वास और सोशल प्रेशर

- **डैंड्रफ और स्कैल्प इंफेक्शन**

स्कैल्प अस्वस्थ होगा तो बाल झड़ेंगे

क्या टीनएज में गंजापन हो सकता है?

आमतौर पर नहीं।

लेकिन अगर परिवार में गंजापन जल्दी शुरू होता है, तो कुछ लड़कों में शुरुआती संकेत दिख सकते हैं।

इसलिए समय पर सलाह जरूरी है।

टीनएज में बालों की देखभाल कैसे करें?

- सप्ताह में 2–3 बार बाल धोएं
- एंटी-डैंड्रफ शैंपू सही तरीके से इस्तेमाल करें
- बहुत ज्यादा जेल और वैक्स से बचें
- प्रोटीन और आयरन वाला भोजन लें
- नींद पूरी करें
- तनाव कम करें
- बालों को जोर से न खींचें

कब डॉक्टर को दिखाएं?

अगर:

- बाल बहुत तेजी से झड़ रहे हों
- सिर में मोटी परत बन रही हो
- खुजली बहुत हो
- गोल पैच बन जाए
- 3 महीने से ज्यादा समस्या बनी रहे

तो विशेषज्ञ से मिलना जरूरी है।

निष्कर्ष

टीनएज में बाल झड़ना और डैंड्रफ बहुत आम है, लेकिन सही खानपान, सफाई और देखभाल से इसे आसानी से नियंत्रित किया जा सकता है। यह उम्र बालों की नींव मजबूत करने का समय है।

प्रेगनेंसी में बाल कैसे बदलते हैं

प्रेगनेंसी यानी गर्भावस्था महिलाओं के जीवन का सबसे विशेष समय होता है।
इस दौरान शरीर में कई तरह के बदलाव होते हैं —
हार्मोन बदलते हैं
शरीर का पोषण बच्चे की ओर जाता है
त्वचा और बालों में भी परिवर्तन आते हैं
बहुत सी महिलाएं कहती हैं —
"प्रेगनेंसी में मेरे बाल बहुत अच्छे हो गए थे।"
या
"बाल रूखे और झड़ने लगे हैं।"
तो आइए समझते हैं कि गर्भावस्था में बालों के साथ क्या होता है।
प्रेगनेंसी में बाल अक्सर अच्छे क्यों लगते हैं?
प्रेगनेंसी में शरीर में एक हार्मोन बढ़ जाता है —
Estrogen
यह हार्मोन बालों के ग्रोथ फेज को लंबा कर देता है।
परिणाम:
बाल कम झड़ते हैं
बाल घने लगते हैं
बाल चमकदार दिखाई देते हैं
इसलिए बहुत सी महिलाओं को लगता है कि बाल पहले से बेहतर हो गए हैं।
लेकिन हर महिला में ऐसा नहीं होता
कुछ महिलाओं में गर्भावस्था के दौरान:
पोषण की कमी
आयरन की कमी
थायरॉइड समस्या
तनाव
के कारण बाल झड़ भी सकते हैं।
इसलिए यह व्यक्ति पर निर्भर करता है।
प्रेगनेंसी में बालों की आम समस्याएं
1. बालों का ज्यादा घना दिखना
यह सामान्य और अच्छा बदलाव है।
2. बालों का रूखा होना
हार्मोनल बदलाव और पोषण की कमी से बाल सूखे हो सकते हैं।

3. स्कैल्प में खुजली या डैंड्रफ
कुछ महिलाओं में स्कैल्प संवेदनशील हो जाता है।
4. आयरन और विटामिन की कमी से बाल झड़ना
अगर गर्भावस्था में खून की कमी हो जाए, तो बाल प्रभावित होते हैं।
क्या प्रेगनेंसी में हेयर ट्रीटमेंट कराना सुरक्षित है?
गर्भावस्था में:
- स्ट्रेटनिंग
- कलर
- केमिकल ट्रीटमेंट

से बचना बेहतर है, क्योंकि स्कैल्प ज्यादा संवेदनशील होता है।
बालों की देखभाल कैसे करें?
प्रेगनेंसी में बाल स्वस्थ रखने के लिए:
- डॉक्टर द्वारा दिए गए आयरन और सप्लीमेंट नियमित लें
- प्रोटीन वाला भोजन करें
- पर्याप्त पानी पिएं
- हल्का तेल मसाज करें
- बहुत ज्यादा शैंपू और केमिकल से बचें
- तनाव कम रखें और नींद पूरी करें

क्या डिलीवरी के बाद बाल झड़ेंगे?
हाँ, अधिकतर महिलाओं में डिलीवरी के बाद बाल झड़ना शुरू होता है, जो सामान्य है।
इसे हम अगले लेख में विस्तार से समझेंगे।

निष्कर्ष
प्रेगनेंसी में बालों में बदलाव हार्मोन और पोषण का प्राकृतिक परिणाम है। अधिकतर महिलाओं में बाल इस समय बेहतर दिखते हैं, लेकिन सही देखभाल जरूरी है ताकि बाद में समस्या न बढ़े।

डिलीवरी के बाद बाल झड़ना डरने की ज़रूरत है या नहीं?

बहुत सी महिलाएं डिलीवरी के कुछ महीनों बाद घबराकर कहती हैं —
"मेरे बाल बहुत ज्यादा झड़ रहे हैं।"
"बालों के गुच्छे निकल रहे हैं।"
"क्या मैं गंजा हो जाऊंगी?"
डिलीवरी के बाद बाल झड़ना बहुत आम है और इसे लेकर डरना जरूरी नहीं, लेकिन समझना जरूर जरूरी है।
यह समस्या मेडिकल भाषा में कहलाती है —
Postpartum Hair Fall

डिलीवरी के बाद बाल क्यों झड़ते हैं?

प्रेगनेंसी के दौरान शरीर में Estrogen हार्मोन बढ़ जाता है।
इससे:
बालों का झड़ना कम हो जाता है
बाल घने लगते हैं
बाल लंबे समय तक ग्रोथ फेज में रहते हैं
लेकिन डिलीवरी के बाद अचानक हार्मोन का स्तर गिर जाता है।
परिणाम:
जो बाल रुके हुए थे, वे एक साथ झड़ने लगते हैं
इसे ही हम कहते हैं —
टेलोजन एफ्लुवियम
यानी अस्थायी रूप से ज्यादा बाल झड़ना।
यह कब शुरू होता है?
डिलीवरी के तुरंत बाद नहीं।
अक्सर बाल झड़ना शुरू होता है:
2 से 4 महीने बाद
और कुछ समय तक चलता है।

कितने समय तक रहता है?

अधिकतर मामलों में:

- 6 से 9 महीने में बाल झड़ना कम हो जाता है
- 1 साल के अंदर बाल वापस सामान्य हो जाते हैं

यह एक प्राकृतिक रिकवरी प्रक्रिया है।

क्या यह स्थायी गंजापन बनता है?

नहीं।

डिलीवरी के बाद होने वाला हेयरफॉल:

- अस्थायी होता है
- बालों की जड़ें सुरक्षित रहती हैं
- नए बाल फिर उग आते हैं

इसलिए घबराने की जरूरत नहीं।

लेकिन कुछ मामलों में समस्या बढ़ सकती है

अगर महिला में साथ में हो:

आयरन की कमी

थायरॉइड

अत्यधिक तनाव

नींद की कमी

पोषण की कमी

तो बाल झड़ना ज्यादा और लंबे समय तक रह सकता है।

क्या करना चाहिए?

डिलीवरी के बाद बालों को स्वस्थ रखने के लिए:

- आयरन और कैल्शियम नियमित लें
- प्रोटीन वाला भोजन करें
- पर्याप्त पानी पिएं
- नींद पूरी करें (जितना संभव हो)
- बालों को जोर से न बांधें
- हल्का शैंपू और कंडीशनर इस्तेमाल करें
- तनाव कम रखें

क्या सप्लीमेंट जरूरी हैं?

कई बार डॉक्टर सलाह देते हैं:

Iron

Vitamin D

B12

Biotin

लेकिन बिना जांच के स्वयं दवा लेना ठीक नहीं।

कब डॉक्टर को दिखाना चाहिए?

अगर:

1 साल बाद भी बाल झड़ना जारी रहे

सिर की त्वचा दिखने लगे

बहुत कमजोरी हो

थायरॉइड के लक्षण हों

तो जांच जरूरी है।

निष्कर्ष

डिलीवरी के बाद बाल झड़ना एक प्राकृतिक और अस्थायी प्रक्रिया है। यह शरीर के हार्मोनल बदलाव का परिणाम है, न कि स्थायी गंजापन। सही पोषण, धैर्य और देखभाल से बाल वापस स्वस्थ हो जाते हैं।

लेख 39

मेनोपॉज़ के बाद बाल पतले क्यों हो जाते हैं?

बहुत सी महिलाएं 40–50 की उम्र के बाद शिकायत करती हैं —
"बाल पहले जैसे घने नहीं रहे।"
"मांग चौड़ी दिखने लगी है।"
"बाल पतले और कमजोर हो गए हैं।"
यह बदलाव अक्सर मेनोपॉज़ (Menopause) के बाद देखा जाता है।
मेनोपॉज़ महिलाओं के जीवन का वह समय होता है जब पीरियड्स बंद हो जाते हैं और शरीर में हार्मोनल बदलाव आते हैं।
यह बदलाव बालों पर भी असर डालता है।

मेनोपॉज़ में बालों पर क्या असर होता है?

मेनोपॉज़ के बाद शरीर में:
Estrogen हार्मोन कम हो जाता है
Progesterone भी घटता है
ये दोनों हार्मोन बालों को मजबूत रखने में मदद करते हैं।
जब ये कम होते हैं, तो बालों की जड़ें कमजोर होने लगती हैं और बाल पतले दिखने लगते हैं।

हार्मोनल असंतुलन कैसे असर करता है?

मेनोपॉज़ के बाद पुरुष हार्मोन (Androgens) का प्रभाव बढ़ जाता है।
इससे:
बालों की ग्रोथ धीमी होती है
बाल पतले होते हैं
बाल जल्दी झड़ने लगते हैं
यह स्थिति अक्सर कहलाती है —
Female Pattern Hair Loss

मेनोपॉज़ में बाल क्यों ज्यादा झड़ते हैं?

इसके कई कारण होते हैं:

1. हार्मोन में बदलाव

सबसे बड़ा कारण यही है

2. उम्र बढ़ने का असर

बालों की ग्रोथ वैसे ही धीमी हो जाती है

3. आयरन और विटामिन की कमी

इस उम्र में पोषण की कमी आम होती है

4. थायरॉइड की समस्या
मेनोपॉज़ के बाद थायरॉइड भी बढ़ सकता है
5. तनाव और नींद की कमी
मानसिक बदलाव भी बालों को प्रभावित करते हैं
इसके लक्षण क्या होते हैं?
मेनोपॉज़ के बाद:
बाल धीरे-धीरे पतले होते हैं
सिर के ऊपर बाल कम दिखते हैं
बालों की चमक कम होती है
बाल जल्दी टूटने लगते हैं
यह प्रक्रिया धीरे होती है, अचानक नहीं।
क्या यह स्थायी गंजापन बनता है?
महिलाओं में पूरी तरह गंजापन कम होता है, लेकिन बाल बहुत पतले हो सकते हैं।
सही इलाज और देखभाल से बालों को काफी हद तक बचाया जा सकता है।
क्या करना चाहिए?
मेनोपॉज़ में बालों के लिए जरूरी कदम:
- प्रोटीन और आयरन वाला भोजन
- Vitamin D और B12 की जांच
- थायरॉइड टेस्ट
- तनाव कम करना
- स्कैल्प की सही देखभाल
- डॉक्टर की सलाह से ट्रीटमेंट
- आयुर्वेदिक सपोर्ट

कब डॉक्टर को दिखाएं?
अगर:
बाल तेजी से झड़ रहे हों
बहुत ज्यादा पतले हो गए हों
सिर की त्वचा दिखने लगे
अन्य हार्मोनल लक्षण हों
तो विशेषज्ञ से सलाह जरूरी है।

निष्कर्ष
मेनोपॉज़ के बाद बाल पतले होना एक सामान्य हार्मोनल बदलाव है, लेकिन इसे पूरी तरह नजरअंदाज नहीं करना चाहिए।
सही देखभाल और समय पर इलाज से बालों को स्वस्थ रखा जा सकता है।

भाग 7

दिमाग, तनाव और जीवनशैली (लेख 40–44)

तनाव का बालों पर सीधा असर

आज की तेज़ भागती ज़िंदगी में तनाव (Stress) हर व्यक्ति की दिनचर्या का हिस्सा बन गया है।
लोग कहते हैं —
"काम का बहुत प्रेशर है।"
"चिंता में बाल झड़ने लगे हैं।"
"मानसिक तनाव से बाल कम हो गए।"
यह बात पूरी तरह सच है कि —
तनाव का असर बालों पर सीधे पड़ता है
बाल केवल सिर का हिस्सा नहीं, वे शरीर और मन दोनों की स्थिति का संकेत होते हैं।

तनाव बालों को कैसे प्रभावित करता है?

जब हम तनाव में होते हैं, तो शरीर "इमरजेंसी मोड" में चला जाता है।
इस समय शरीर का ध्यान होता है:
दिल
दिमाग
जरूरी अंगों की सुरक्षा
बाल उस समय शरीर की प्राथमिकता नहीं रहते।
इससे बालों को:
पोषण कम मिलता है
ग्रोथ रुकती है
झड़ना बढ़ता है
तनाव से बाल झड़ने के मुख्य प्रकार
तनाव बाल झड़ने के तीन प्रमुख कारण बन सकता है:

1. टेलोजन एफ्लुवियम

तनाव के बाद बहुत सारे बाल एक साथ झड़ने वाले फेज में चले जाते हैं।
परिणाम:
पूरे सिर से बाल झड़ते हैं
2–3 महीने बाद असर दिखता है
यह अस्थायी होता है

2. एलोपेसिया एरियाटा

कभी-कभी तनाव इम्यून सिस्टम को प्रभावित करता है और शरीर बालों पर हमला कर देता है।
इससे:

गोल पैच बन जाते हैं

3. ट्राइकोटिलोमेनिया (बाल नोचना)

कुछ लोग मानसिक तनाव में बाल खींचने लगते हैं।

यह एक मानसिक आदत बन जाती है और बालों को नुकसान पहुंचाती है।

तनाव के साथ अन्य लक्षण

तनाव में व्यक्ति को:

नींद कम आना

थकान

सिर दर्द

चिड़चिड़ापन

भूख कम या ज्यादा होना

भी होता है, और इनका असर बालों पर पड़ता है।

क्या तनाव से गंजापन हो सकता है?

तनाव सीधे स्थायी गंजापन नहीं बनाता, लेकिन अगर तनाव लंबे समय तक चले तो:

बाल लगातार झड़ सकते हैं

जड़ कमजोर हो सकती है

मौजूदा गंजापन बढ़ सकता है

इसलिए तनाव को नजरअंदाज नहीं करना चाहिए।

तनाव में बालों को कैसे बचाएं?

कुछ जरूरी उपाय:

- पर्याप्त नींद लें
- योग और ध्यान करें
- नियमित व्यायाम
- संतुलित भोजन
- प्रोटीन और आयरन लें
- स्कैल्प की सही देखभाल
- जरूरत हो तो काउंसलिंग लें

बालों की देखभाल मन की देखभाल से जुड़ी है।

कब डॉक्टर को दिखाना चाहिए?

अगर:

बाल अचानक बहुत ज्यादा झड़ने लगें
गोल पैच बन जाए
तनाव बहुत बढ़ गया हो
3–6 महीने में सुधार न हो
तो विशेषज्ञ सलाह जरूरी है।

निष्कर्ष

तनाव शरीर का अदृश्य दुश्मन है और बाल इसका पहला संकेत देते हैं। बालों को बचाने के लिए केवल तेल नहीं, मानसिक संतुलन भी जरूरी है। स्वस्थ मन = स्वस्थ बाल।

बाल नोचने की आदत: एक मानसिक समस्या

कुछ लोग बाल झड़ने की शिकायत करते हैं, लेकिन जांच करने पर पता चलता है कि बाल किसी बीमारी से नहीं, बल्कि खुद व्यक्ति द्वारा नोचे जा रहे हैं।

लोग अक्सर कहते हैं —

"मुझे पता नहीं क्यों मैं बाल खींच लेता हूँ।"

"पढ़ते समय या तनाव में हाथ बालों पर चला जाता है।"

"सिर पर खाली जगह बन गई है।"

यह समस्या सिर्फ हेयर प्रॉब्लम नहीं, बल्कि एक मानसिक स्थिति है जिसे कहा जाता है —

ट्राइकोटिलोमेनिया (Trichotillomania)

ट्राइकोटिलोमेनिया क्या होता है?

यह एक ऐसी आदत या मानसिक समस्या है जिसमें व्यक्ति बार-बार:

सिर के बाल

भौंहों के बाल

पलकों के बाल

दाढ़ी के बाल

खींचने लगता है।

यह अक्सर अनजाने में होता है और बाद में व्यक्ति को पछतावा भी होता है।

यह क्यों होता है?

बाल नोचने की आदत के पीछे कई कारण हो सकते हैं:

1. तनाव और चिंता

तनाव में व्यक्ति राहत पाने के लिए बाल खींचता है

2. डिप्रेशन

कुछ लोगों में यह मानसिक दबाव का संकेत होता है

3. एक तरह की आदत

जैसे कुछ लोग नाखून चबाते हैं

4. बच्चों में भावनात्मक कारण

बच्चे डर, अकेलापन या दबाव में ऐसा कर सकते हैं

5. OCD से संबंध

यह obsessive compulsive disorder जैसी स्थितियों से जुड़ा हो सकता है

इसके लक्षण क्या होते हैं?

सिर पर अनियमित खाली पैच

टूटे हुए बालों का दिखना

बालों की लंबाई अलग-अलग होना
व्यक्ति बार-बार सिर पर हाथ लगाता है
तनाव में आदत बढ़ जाती है
यह एलोपेसिया से अलग होता है क्योंकि इसमें बाल खुद टूटे होते हैं।

क्या यह बीमारी संक्रामक है?

नहीं।
यह कोई इंफेक्शन नहीं है और छूने से नहीं फैलता।
यह पूरी तरह मानसिक और व्यवहारिक समस्या है।

इलाज कैसे होता है?

इसका इलाज बालों के तेल से नहीं, बल्कि मन की देखभाल से होता है।
उपचार में शामिल है:

- काउंसलिंग और बिहेवियर थैरेपी
- तनाव कम करना
- परिवार का सहयोग
- जरूरत होने पर मानसिक चिकित्सक की दवा
- बालों के लिए सपोर्ट ट्रीटमेंट

घर वाले क्या करें?

अगर बच्चा या कोई व्यक्ति बाल नोच रहा हो तो:
डांटे नहीं
शर्मिंदा न करें

- प्यार से समझाएं
- तनाव के कारण जानें
- डॉक्टर या काउंसलर की मदद लें

यह आदत नियंत्रण से बाहर हो सकती है, इसलिए संवेदनशीलता जरूरी है।

क्या बाल वापस आते हैं?

जी हाँ।
अगर आदत रुक जाए तो:
बाल फिर से उग सकते हैं
लेकिन अगर लंबे समय तक नोचते रहें तो जड़ कमजोर हो सकती है।
निष्कर्ष
बाल नोचना एक मानसिक समस्या है, जिसे समझदारी और सही उपचार से ठीक किया जा सकता है।
बालों का इलाज केवल सिर पर नहीं, मन पर भी निर्भर करता है।

नींद पूरी न हो तो बाल क्या भुगतते हैं

आज की जीवनशैली में नींद सबसे ज्यादा नजरअंदाज की जाने वाली चीज़ बन गई है।
लोग कहते हैं —
"रात को देर से सोता हूँ।"
"नींद पूरी नहीं होती।"
"काम और मोबाइल की वजह से सोना कम हो गया है।"
लेकिन बहुत कम लोग जानते हैं कि —

नींद की कमी का असर बालों पर भी पड़ता है

बालों की सेहत केवल तेल और शैंपू से नहीं, बल्कि शरीर की अंदरूनी रिकवरी से जुड़ी होती है।
और रिकवरी का सबसे बड़ा समय होता है — नींद।

नींद बालों के लिए क्यों जरूरी है?

जब हम सोते हैं, तब शरीर:
कोशिकाओं की मरम्मत करता है
हार्मोन संतुलित करता है
तनाव कम करता है
ग्रोथ प्रोसेस चलाता है
बालों की जड़ें भी इसी समय मजबूत होती हैं।
इसलिए नींद बालों के लिए "रिपेयर टाइम" है।

नींद कम होने से बाल कैसे प्रभावित होते हैं?

1. तनाव हार्मोन बढ़ जाता है

नींद पूरी न हो तो शरीर में Cortisol (Stress Hormone) बढ़ जाता है।
यह हार्मोन:
बालों के ग्रोथ चक्र को बिगाड़ देता है
बालों को झड़ने वाले फेज में भेज देता है
इससे हेयरफॉल बढ़ सकता है।

2. बालों की ग्रोथ धीमी हो जाती है

बालों का बढ़ना एक बायोलॉजिकल प्रोसेस है।

नींद कम होने पर:
नई कोशिकाएं नहीं बनती
बालों की ग्रोथ कम हो जाती है

3. स्कैल्प की सूजन बढ़ सकती है

नींद की कमी से इम्यून सिस्टम कमजोर होता है।
इससे:
डैंड्रफ
खुजली
इंफेक्शन
बढ़ सकते हैं।

4. पोषण का असर भी बढ़ जाता है

जो लोग कम सोते हैं, वे अक्सर:
गलत खानपान करते हैं
फास्ट फूड खाते हैं
पानी कम पीते हैं
इससे बालों को पोषण नहीं मिलता।

5. हार्मोन असंतुलन

नींद की कमी से:
थायरॉइड
इंसुलिन
मेलाटोनिन
जैसे हार्मोन प्रभावित होते हैं, और बाल झड़ सकते हैं।
नींद की कमी के संकेत
अगर आपको:
थकान
चिड़चिड़ापन
बाल झड़ना
आंखों के नीचे काले घेरे
स्कैल्प में खुजली
हो रही है, तो नींद को सुधारना जरूरी है।

बालों के लिए कितनी नींद जरूरी है?

सामान्यतः:

- वयस्कों को 7–8 घंटे
- किशोरों को 8–9 घंटे
- बच्चों को 9–10 घंटे

की नींद चाहिए।

नींद सुधारने के आसान उपाय

- रात को मोबाइल कम करें
- सोने का समय तय करें
- कैफीन देर शाम न लें
- हल्का भोजन करें
- योग और ध्यान करें
- , तनाव कम करें

निष्कर्ष

नींद केवल आराम नहीं, बालों की मरम्मत का समय है।
अगर आप बालों को स्वस्थ रखना चाहते हैं तो:
तेल से पहले नींद को ठीक करें।
स्वस्थ नींद = स्वस्थ बाल।

चिंता और डिप्रेशन से बाल क्यों झड़ते हैं?

आजकल बहुत से लोग बाल झड़ने की समस्या के साथ यह भी कहते हैं —
"मन बहुत परेशान रहता है।"
"हर समय चिंता बनी रहती है।"
"डिप्रेशन जैसा महसूस होता है।"
"बाल झड़ना बढ़ गया है।"
यह बात पूरी तरह सच है कि —
चिंता और डिप्रेशन का असर बालों पर भी पड़ता है
बाल सिर्फ शरीर का हिस्सा नहीं, बल्कि मानसिक स्थिति का भी संकेत होते हैं।
मानसिक तनाव और बालों का संबंध
जब व्यक्ति चिंता या डिप्रेशन में होता है, तो शरीर के अंदर कई बदलाव होने लगते हैं।
दिमाग और शरीर आपस में जुड़े हुए हैं।
मन परेशान होगा तो उसका असर:
हार्मोन पर
नींद पर
खानपान पर
इम्यून सिस्टम पर
और अंततः बालों पर पड़ता है।
चिंता से बाल क्यों झड़ते हैं?
1. स्ट्रेस हार्मोन बढ़ जाना
चिंता में शरीर Cortisol नामक हार्मोन ज्यादा बनाता है।
यह हार्मोन:
बालों के ग्रोथ चक्र को बिगाड़ देता है
बालों को झड़ने वाले फेज में भेज देता है
इससे कुछ महीनों बाद बाल तेजी से झड़ सकते हैं।
2. टेलोजन एफ्लुवियम
लंबे समय तक मानसिक तनाव के बाद बाल अचानक बढ़कर गिरने लगते हैं।
यह अस्थायी होता है लेकिन डर पैदा कर देता है।
3. नींद की कमी
चिंता और डिप्रेशन में नींद प्रभावित होती है।
नींद कम होगी तो:
शरीर की मरम्मत नहीं होगी

बाल कमजोर होंगे
स्कैल्प समस्याएं बढ़ेंगी

4. खानपान बिगड़ जाना

डिप्रेशन में व्यक्ति या तो:
खाना कम कर देता है
या
जंक फूड ज्यादा खाने लगता है
इससे बालों को प्रोटीन और विटामिन नहीं मिलते।

5. इम्यून सिस्टम कमजोर होना

डिप्रेशन शरीर की प्रतिरोधक क्षमता को भी प्रभावित करता है।
इससे:
डैंड्रफ
इंफेक्शन
स्कैल्प इंफ्लेमेशन
बढ़ सकता है।

6. बाल नोचने की आदत

कुछ लोग तनाव में बाल खींचने लगते हैं (Trichotillomania), जिससे बाल झड़ सकते हैं।
चिंता और हेयरफॉल का एक चक्र
बाल झड़ते हैं → व्यक्ति और ज्यादा परेशान होता है
परेशानी बढ़ती है → बाल और ज्यादा झड़ते हैं
यह एक vicious cycle बन जाता है।
क्या करना चाहिए?
बालों के साथ मानसिक स्वास्थ्य पर ध्यान देना जरूरी है:

- तनाव कम करें
- नींद सुधारें
- योग और मेडिटेशन करें
- संतुलित भोजन लें
- जरूरत हो तो काउंसलिंग लें
- डॉक्टर से सलाह लें

बालों का इलाज केवल सिर से नहीं, मन से भी जुड़ा है।

कब मदद लेना जरूरी है?

अगर:

लगातार उदासी बनी रहे

चिंता बढ़ती जाए

बाल झड़ना लंबे समय तक चले

जीवन प्रभावित हो रहा हो

तो मानसिक चिकित्सक से सलाह लेना बिल्कुल सही कदम है।

निष्कर्ष

चिंता और डिप्रेशन शरीर के अंदर गहरा असर डालते हैं और बाल इसका जल्दी संकेत दे सकते हैं।

स्वस्थ बालों के लिए स्वस्थ मन जरूरी है।

मन शांत होगा, बाल भी स्वस्थ रहेंगे।

बाल झड़ने का आत्मविश्वास और रिश्तों पर असर

बाल झड़ना केवल एक शारीरिक समस्या नहीं है।
यह एक ऐसी परेशानी है जो व्यक्ति के मन और जीवन पर गहरा असर डाल सकती है।
बहुत से लोग कहते हैं —
"मुझे लोगों के सामने जाने में झिझक होती है।"
"मैं आईने में खुद को देखकर दुखी हो जाता हूँ।"
"बाल झड़ने से मेरा आत्मविश्वास टूट रहा है।"
यह सच है कि बालों की समस्या केवल सिर पर नहीं होती, वह मन पर भी असर डालती है।
बाल और आत्मविश्वास का संबंध
बाल हमारी पहचान का हिस्सा हैं।
जब बाल झड़ते हैं या पतले होते हैं, तो व्यक्ति को लगता है:
मैं बूढ़ा दिखने लगा हूँ
लोग मुझे अलग नजर से देखेंगे
मेरी सुंदरता कम हो गई है
मैं कमजोर लगूंगा
यह सोच आत्मविश्वास को प्रभावित करती है।
बाल झड़ने से मानसिक असर
बाल झड़ने वाले व्यक्ति में अक्सर:
तनाव
चिंता
शर्मिंदगी
अकेलापन
डिप्रेशन
के भाव आ सकते हैं।
कुछ लोग तो सामाजिक गतिविधियों से भी दूर होने लगते हैं।
रिश्तों पर असर कैसे पड़ता है?
बाल झड़ने का प्रभाव केवल व्यक्ति तक सीमित नहीं रहता।

यह रिश्तों पर भी असर डाल सकता है:

जीवनसाथी के साथ

कई लोग सोचते हैं कि कहीं पार्टनर उन्हें कम पसंद न करने लगे।

शादी या रिश्ते तय करने में चिंता

युवा अक्सर सोचते हैं कि बाल झड़ने से रिश्ता प्रभावित होगा।

दोस्तों के बीच झिझक

लोग मजाक उड़ाएंगे, यह डर रहता है।

कार्यस्थल पर आत्मविश्वास कम होना

मीटिंग या लोगों के सामने बोलने में झिझक होती है।

बाल झड़ने को लेकर समाज की सोच

हमारे समाज में बालों को सुंदरता और उम्र से जोड़ा जाता है।

इसीलिए बाल झड़ने पर व्यक्ति को लगता है कि:

उसकी उम्र ज्यादा लगने लगी है

उसका आकर्षण कम हो गया है

लेकिन यह केवल सामाजिक धारणा है, सच्चाई नहीं।

सकारात्मक सोच जरूरी है

सबसे पहली बात —

- बाल झड़ना आम समस्या है
- इसका इलाज संभव है
- यह आपकी योग्यता या व्यक्तित्व को कम नहीं करता

बाल व्यक्ति की पहचान नहीं, उसका व्यवहार और आत्मविश्वास पहचान है।

क्या करना चाहिए?

बाल झड़ने की समस्या में:

- सही डॉक्टर से सलाह लें
- इंटरनेट की अफवाहों से बचें
- खुद को दोष न दें
- परिवार और दोस्तों से खुलकर बात करें
- तनाव कम करें
- समय पर इलाज शुरू करें

बालों का इलाज जितना जरूरी है, मन का संतुलन उतना ही जरूरी है।

मनोबल बढ़ाने के उपाय

- योग और ध्यान
- सकारात्मक सोच
- अपने व्यक्तित्व पर ध्यान
- सही हेयर स्टाइल या ग्रूमिंग
- जरूरत हो तो काउंसलिंग

निष्कर्ष

बाल झड़ना केवल सिर की समस्या नहीं, यह आत्मविश्वास और रिश्तों पर भी असर डाल सकता है।
लेकिन सही जानकारी, सही इलाज और सकारात्मक सोच से इस समस्या को आसानी से संभाला जा सकता है।
आप बालों से नहीं, अपने आत्मविश्वास से पहचाने जाते हैं।

भाग 8

खानपान, देखभाल और इलाज की सोच (लेख 45–50)

अच्छे बालों के लिए क्या खाएँ?

बहुत लोग बाल झड़ने पर सबसे पहले शैंपू, तेल या सीरम बदलते हैं।
लेकिन असली सवाल यह है —

बालों को अंदर से क्या चाहिए?

बाल बाहर दिखते हैं, लेकिन उनकी जड़ें शरीर के अंदर होती हैं।
बालों की सेहत सिर्फ बाहरी देखभाल से नहीं, सही खानपान से बनती है।
जैसा भोजन होगा, वैसे बाल होंगे।

बालों के लिए खाना क्यों जरूरी है?

बाल बनते हैं केराटिन नामक प्रोटीन से।
बालों की जड़ को चाहिए:

प्रोटीन
आयरन
विटामिन
मिनरल्स
पानी

अगर शरीर में पोषण की कमी होगी, तो बाल कमजोर होकर झड़ने लगेंगे।
अच्छे बालों के लिए जरूरी पोषक तत्व

1. प्रोटीन – बालों की असली ईंट

बालों का मुख्य पदार्थ प्रोटीन है।
प्रोटीन की कमी से:

बाल पतले होते हैं
बाल टूटते हैं
बाल झड़ते हैं

प्रोटीन के स्रोत:

दालें
पनीर
दूध
अंडा
सोया
चना

2. आयरन – बालों तक ऑक्सीजन पहुंचाने वाला

आयरन कम होगा तो बालों की जड़ कमजोर होगी।
आयरन के स्रोत:

पालक

गुड़
अनार
चुकंदर
काले चने
तिल
महिलाओं में आयरन की कमी बहुत आम है।

3. विटामिन D – ग्रोथ के लिए जरूरी

विटामिन D की कमी से बाल झड़ सकते हैं।
स्रोत:
धूप
दूध
अंडा
डॉक्टर की सलाह से सप्लीमेंट

4. विटामिन B12 और बायोटिन

बालों के विकास में मदद करते हैं।
स्रोत:
दूध
दही
पनीर
अंडा
साबुत अनाज

5. जिंक और ओमेगा-3

ये बालों की जड़ों को मजबूत करते हैं।
स्रोत:
अखरोट
अलसी
बादाम
मछली (जो खाते हों)
बीज

6. पानी – बालों की नमी के लिए

कम पानी पीने से बाल रूखे और टूटने लगते हैं।

बालों के लिए क्या न खाएं?

कुछ चीजें बालों को नुकसान कर सकती हैं:
बहुत ज्यादा जंक फूड
ज्यादा मीठा
कोल्ड ड्रिंक

क्रैश डाइट
बहुत ज्यादा तला हुआ खाना
एक आसान "हेयर हेल्थ डाइट"

- सुबह – दूध/दही + मेवे
- दोपहर – दाल + सब्जी + सलाद
- शाम – फल या अंकुरित
- रात – हल्का भोजन + प्रोटीन

निष्कर्ष
बालों का इलाज सिर्फ बाहर से नहीं होता।
अच्छे बालों की शुरुआत होती है प्लेट से।
संतुलित भोजन, सही पोषण और नियमित जीवनशैली से बालों को मजबूत बनाया जा सकता है।

विटामिन और सप्लीमेंट: ज़रूरत या धोखा?

आजकल बाल झड़ने की समस्या होते ही लोग तुरंत बाजार से सप्लीमेंट खरीद लेते हैं।
कोई कहता है —
"बायोटिन ले लो, बाल आ जाएंगे।"
कोई कहता है —
"हेयर विटामिन कैप्सूल सबसे अच्छा है।"
लेकिन सवाल यह है —
क्या हर किसी को सप्लीमेंट की जरूरत होती है?
या
यह सिर्फ एक मार्केटिंग ट्रिक बन गई है?
आइए इस सच को आसान भाषा में समझते हैं।
सप्लीमेंट क्या होते हैं?
सप्लीमेंट मतलब:
विटामिन
मिनरल
बायोटिन
आयरन
जिंक
की गोलियां या कैप्सूल, जो शरीर में कमी पूरी करने के लिए दिए जाते हैं।
इनका उद्देश्य है:
कमी को पूरा करना
ना कि बिना जरूरत के खाना
बालों के लिए कौन-कौन से विटामिन जरूरी होते हैं?
बालों की ग्रोथ में भूमिका होती है:
Vitamin D
Vitamin B12
Iron
Zinc
Biotin
Protein
अगर इनमें कमी होगी, तो बाल झड़ सकते हैं।
लेकिन अगर कमी नहीं है, तो अतिरिक्त सप्लीमेंट का फायदा नहीं होता।

क्या हर हेयरफॉल में सप्लीमेंट जरूरी है?
उत्तर है — नहीं।
बाल झड़ने के कारण कई हो सकते हैं:
तनाव
थायरॉइड
हार्मोनल बदलाव
डैंड्रफ
जेनेटिक गंजापन
इन मामलों में सप्लीमेंट अकेले समाधान नहीं है।
सप्लीमेंट कब जरूरी होते हैं?
सप्लीमेंट तभी लेने चाहिए जब जांच में कमी साबित हो:

- आयरन कम हो
- Vitamin D कम हो
- B12 की कमी हो
- शरीर में पोषण की कमी हो
- डिलीवरी के बाद कमजोरी हो

यानी पहले टेस्ट, फिर ट्रीटमेंट।
बिना जरूरत सप्लीमेंट लेने का नुकसान
बहुत लोग सोचते हैं कि "विटामिन तो अच्छे ही होते हैं।"
लेकिन अधिक मात्रा नुकसान कर सकती है:
Vitamin A ज्यादा लेने से बाल झड़ सकते हैं
Iron ज्यादा लेने से पेट खराब हो सकता है
गलत सप्लीमेंट से लिवर पर असर पड़ सकता है
पैसे की बर्बादी अलग
इसलिए डॉक्टर की सलाह जरूरी है।
बायोटिन का सच
बायोटिन बहुत लोकप्रिय है।
लेकिन अधिकतर लोगों में बायोटिन की कमी बहुत कम होती है।
इसलिए केवल बायोटिन लेने से चमत्कार नहीं होता।
सप्लीमेंट या भोजन?
सबसे अच्छा तरीका है:
पहले भोजन से पोषण लेना
जैसे:
दालें
फल
सब्जियां

दूध
अंकुरित
मेवे
सप्लीमेंट भोजन का विकल्प नहीं हैं, केवल मदद हैं।

क्या सप्लीमेंट बाल वापस ला सकते हैं?

अगर बाल झड़ने की वजह पोषण की कमी है, तो सप्लीमेंट मदद कर सकते हैं।
लेकिन अगर कारण:
गंजापन
हार्मोन
स्कैल्प इंफेक्शन
है, तो केवल सप्लीमेंट से फर्क नहीं पड़ेगा।

निष्कर्ष

विटामिन और सप्लीमेंट जरूरी भी हो सकते हैं और धोखा भी —
यह इस पर निर्भर करता है कि शरीर में कमी है या नहीं।
बालों का सही इलाज वही है जो जांच और कारण के आधार पर किया जाए, न कि विज्ञापन देखकर।

आयुर्वेद बालों के बारे में क्या कहता है

बालों की समस्याएं आज हर घर में आम हो गई हैं — बाल झड़ना, डैंड्रफ, पतले बाल, सफेद बाल।
लोग अक्सर पूछते हैं —
"आयुर्वेद में बालों को कैसे देखा जाता है?"
"क्या आयुर्वेद बालों की जड़ तक इलाज करता है?"
उत्तर है —
आयुर्वेद बालों को केवल सजावट नहीं, बल्कि शरीर की अंदरूनी स्थिति का संकेत मानता है।
आयुर्वेद में बालों का इलाज बाहरी नहीं, अंदरूनी संतुलन से जुड़ा है।

आयुर्वेद में बाल किससे बनते हैं?

आयुर्वेद के अनुसार बाल शरीर की एक महत्वपूर्ण धातु से जुड़े होते हैं।
बालों को माना जाता है:
अस्थि धातु का उप-उत्पाद
यानी यदि शरीर की धातुएं कमजोर हों, तो बाल भी कमजोर हो जाते हैं।

बालों की समस्या का मुख्य कारण क्या है?

आयुर्वेद कहता है कि बालों की समस्याएं मुख्यतः तीन दोषों के असंतुलन से होती हैं:
वात दोष
बालों का रूखा होना, टूटना, झड़ना
पित्त दोष
बालों का सफेद होना, जलन, गंजापन
कफ दोष
ऑयली स्कैल्प, डैंड्रफ, चिपचिपापन
जब शरीर में ये दोष बिगड़ते हैं, तो बालों की जड़ें प्रभावित होती हैं।

आयुर्वेद बाल झड़ने को कैसे समझता है?

आयुर्वेद के अनुसार बाल झड़ने के कारण हो सकते हैं:
पित्त बढ़ना
शरीर में गर्मी

तनाव

खराब पाचन

खून की अशुद्धि

नींद की कमी

गलत भोजन

इसलिए इलाज सिर्फ तेल नहीं, पूरे शरीर का संतुलन है।

आयुर्वेद में बालों के लिए मुख्य उपचार

1. आहार सुधार

आयुर्वेद कहता है कि बालों के लिए भोजन सबसे जरूरी है।

बालों के लिए हितकारी भोजन:

आंवला

तिल

दूध

घी

हरी सब्जियां

फल

2. शिरोधारा और सिर मसाज

सिर में तेल से मसाज तनाव कम करता है और स्कैल्प को पोषण देता है।

3. हर्बल तेल और लेप

आयुर्वेद में कई औषधियां बालों के लिए उपयोगी मानी जाती हैं जैसे:

भृंगराज

ब्राह्मी

आंवला

नीम

मेथी

4. पंचकर्म उपचार

कुछ गंभीर मामलों में आयुर्वेद में पंचकर्म जैसे:

विरेचन

नस्य

रक्तशोधन

की सलाह दी जाती है।

5. मानसिक संतुलन
आयुर्वेद मानता है कि तनाव बालों का बड़ा कारण है।
इसलिए योग, ध्यान और अच्छी नींद जरूरी है।
क्या आयुर्वेद और मॉडर्न इलाज साथ चल सकते हैं?
हाँ।
आयुर्वेद शरीर को अंदर से सुधारता है और मॉडर्न मेडिकल साइंस स्कैल्प और हार्मोनल कारणों को जल्दी नियंत्रित करती है।
दोनों का सही संयोजन सबसे प्रभावी हो सकता है।

निष्कर्ष
आयुर्वेद बालों को शरीर के अंदरूनी संतुलन का प्रतिबिंब मानता है।
बालों का असली इलाज केवल ऊपर से नहीं, बल्कि अंदर से स्वास्थ्य सुधारने में है।
स्वस्थ जीवनशैली + आयुर्वेदिक दृष्टि = स्वस्थ बाल।

आयुर्वेद + मॉडर्न इलाज: दोनों साथ कैसे काम करें

आज बालों की समस्याएं बहुत बढ़ गई हैं — बाल झड़ना, गंजापन, डैंड्रफ, स्कैल्प इंफेक्शन, हार्मोनल हेयरफॉल।
लोग अक्सर उलझन में रहते हैं —
"आयुर्वेद करें या एलोपैथी?"
"कौन सा इलाज सही है?"
"क्या दोनों साथ चल सकते हैं?"
सच्चाई यह है कि —
आयुर्वेद और मॉडर्न इलाज एक-दूसरे के विरोधी नहीं हैं।
अगर सही तरीके से किया जाए तो दोनों साथ मिलकर बेहतर परिणाम दे सकते हैं।
दोनों चिकित्सा पद्धतियों की भूमिका अलग है
मॉडर्न मेडिकल साइंस क्या करती है?
मॉडर्न इलाज मुख्य रूप से:
बीमारी की सही पहचान
हार्मोन की जांच
इंफेक्शन का इलाज
तेजी से नियंत्रण
में मदद करता है।
जैसे:
थायरॉइड की दवा
PCOS का इलाज
एंटीफंगल शैंपू
PRP थेरेपी
मिनोक्सिडिल जैसे ट्रीटमेंट
यह जल्दी प्रभाव दिखाता है।
आयुर्वेद क्या करता है?
आयुर्वेद शरीर को अंदर से सुधारने पर ध्यान देता है:
दोष संतुलन

पाचन सुधार
तनाव कम करना
रक्तशुद्धि
दीर्घकालिक पोषण
आयुर्वेद बालों की जड़ को मजबूत करने का काम करता है।

दोनों साथ क्यों जरूरी हैं?

बालों की समस्या अक्सर एक कारण से नहीं होती।
उदाहरण:
हार्मोन भी बिगड़े हैं
तनाव भी है
पोषण की कमी भी है
स्कैल्प इंफेक्शन भी है
ऐसे में केवल एक पद्धति पर्याप्त नहीं होती।
मॉडर्न इलाज कारण को नियंत्रित करता है
और आयुर्वेद शरीर को स्थायी रूप से मजबूत करता है।
कुछ उदाहरण

1. टेलोजन एफ्लुवियम (अचानक हेयरफॉल)

मॉडर्न: जांच + सपोर्ट ट्रीटमेंट
आयुर्वेद: आंवला, तनाव कम, रसायन चिकित्सा

2. डैंड्रफ और सेबोरिक डर्मेटाइटिस

मॉडर्न: एंटीफंगल शैंपू
आयुर्वेद: नीम, ब्राह्मी, स्कैल्प शांति

3. पुरुषों का गंजापन

मॉडर्न: मिनोक्सिडिल, PRP
आयुर्वेद: पित्त नियंत्रण, पौष्टिक तेल, जीवनशैली

4. PCOS में बाल झड़ना

मॉडर्न: हार्मोनल इलाज
आयुर्वेद: वजन नियंत्रण, दोष संतुलन
सावधानी जरूरी है
दोनों इलाज साथ चल सकते हैं, लेकिन:

- डॉक्टर की निगरानी जरूरी है

- खुद से दवाएं मिक्स न करें
- स्टेरॉयड या अनजान उत्पाद से बचें
- सही विशेषज्ञ चुनें

VHCA मॉडल: एकीकृत इलाज

VHCA Ayurveda Hair Clinic जैसे संस्थान में यही दृष्टि अपनाई जाती है:

स्कैल्प और हार्मोन की जांच

आयुर्वेदिक रूट ट्रीटमेंट

मॉडर्न ट्राइकोलॉजी सपोर्ट

लाइफस्टाइल सुधार

यही कारण है कि परिणाम अधिक प्रभावी और टिकाऊ होते हैं।

निष्कर्ष

बालों का इलाज केवल तेल या दवा से नहीं, एक समग्र दृष्टि से होता है।
आयुर्वेद शरीर को मजबूत बनाता है, मॉडर्न साइंस तेजी से समस्या को नियंत्रित करती है।

दोनों साथ मिलकर बालों के लिए सबसे अच्छा रास्ता बन सकते हैं।

डेली हेयर केयर: क्या करें, क्या न करें

बहुत लोग बालों को लेकर परेशान रहते हैं और पूछते हैं —
"बालों की रोज़ देखभाल कैसे करें?"
"क्या रोज़ तेल लगाना जरूरी है?"
"बाल झड़ने से बचने के लिए क्या करें?"
बालों की सही देखभाल कोई बड़ा इलाज नहीं, बल्कि रोज़ की छोटी-छोटी आदतों का परिणाम होती है।
बालों के लिए सबसे जरूरी है —
सही दिनचर्या (Daily Hair Routine)

बालों की रोज़ देखभाल में क्या करें?

1. स्कैल्प को साफ रखें

बालों की जड़ें स्कैल्प में होती हैं।
इसलिए:
सिर साफ रहे
पसीना और धूल जमा न हो
सप्ताह में 2–3 बार बाल धोना सामान्य है।

2. सही शैंपू चुनें

हर बाल अलग होता है:
ऑयली स्कैल्प के लिए अलग
ड्राई बालों के लिए अलग
डैंड्रफ के लिए मेडिकेटेड
सिर्फ ब्रांड देखकर शैंपू न चुनें।

3. हल्का तेल मसाज करें

तेल लगाना फायदेमंद हो सकता है, लेकिन:
- हल्का
- सीमित
- सही तरीके से

रोज़ भारी तेल लगाकर छोड़ देना नुकसानदायक हो सकता है।

4. कंडीशनर का उपयोग करें

कंडीशनर बालों के सिरे को सुरक्षित रखता है और टूटने से बचाता है।

ध्यान रखें:

केवल बालों की लंबाई पर लगाएं

स्कैल्प पर नहीं

5. बालों को धीरे कंघी करें

गीले बालों में जोर से कंघी न करें।

चौड़े दांत वाली कंघी उपयोग करें।

6. सही खानपान लें

बाल अंदर से बनते हैं, इसलिए:

प्रोटीन

आयरन

विटामिन

बहुत जरूरी हैं।

7. नींद और तनाव नियंत्रण

बालों के लिए:

- 7–8 घंटे नींद
- तनाव कम करना

बहुत जरूरी है।

बालों में क्या न करें?

1. बार-बार स्ट्रेटनिंग और ब्लो ड्राय

हीट बालों की नमी खत्म कर देती है और बाल टूटते हैं।

2. बार-बार कलर और केमिकल

केमिकल बालों की सुरक्षा परत तोड़ देते हैं।

3. बहुत ज्यादा शैंपू करना

हर दिन शैंपू करना कई लोगों में रूखापन बढ़ा सकता है।

4. गीले बाल बांधना

गीले बाल बांधने से:

बाल टूटते हैं

फंगल इंफेक्शन बढ़ सकता है

5. खुजली में नाखून लगाना

स्कैल्प घायल हो सकता है और इंफेक्शन हो सकता है।

6. बिना जांच सप्लीमेंट लेना

विटामिन तभी लें जब कमी हो।

7. इंटरनेट के घरेलू नुस्खों पर भरोसा

हर समस्या अलग होती है, इलाज भी अलग होता है।

एक आसान Daily Hair Routine

- हफ्ते में 2–3 बार शैंपू
- सप्ताह में 1–2 बार तेल मसाज
- नियमित कंडीशनिंग
- हेल्दी डाइट
- पर्याप्त नींद
- तनाव नियंत्रण

निष्कर्ष

बालों की देखभाल कोई एक दिन का काम नहीं, यह रोज़ की आदतों का परिणाम है।

छोटी-छोटी सही बातें अपनाकर आप बालों को लंबे समय तक स्वस्थ रख सकते हैं।

समस्या से समाधान तक
बालों को हेल्दी बनाने का पूरा रास्ता

बालों की समस्या आज हर दूसरे व्यक्ति की परेशानी बन चुकी है।
कोई कहता है —
"बाल झड़ रहे हैं।"
"डैंड्रफ खत्म नहीं होता।"
"बाल पतले हो गए हैं।"
"गंजापन बढ़ रहा है।"
लेकिन सबसे जरूरी बात यह है कि —
बालों की समस्या का समाधान संभव है
बस सही समझ, सही दिशा और सही इलाज की जरूरत है।
बालों का इलाज केवल एक तेल या एक शैंपू नहीं, बल्कि एक पूरा रास्ता है।
पहला कदम: समस्या को समझना
बाल झड़ने के पीछे कई कारण हो सकते हैं:
तनाव
हार्मोन
थायरॉइड
PCOS
खून की कमी
डैंड्रफ और स्कैल्प इंफेक्शन
केमिकल और हीट
जेनेटिक गंजापन
इसलिए सबसे पहली गलती यह होती है कि लोग बिना कारण जाने इलाज शुरू कर देते हैं।
सही इलाज की शुरुआत होती है —
सही कारण की पहचान से
दूसरा कदम: जांच और सही डायग्नोसिस
बालों की समस्या में कई बार जरूरी जांच होती है:

- CBC (खून की कमी)
- Serum Ferritin (आयरन स्टोर)
- Thyroid Profile
- Vitamin D और B12
- Hormonal टेस्ट (महिलाओं में)

जब तक कारण साफ नहीं होगा, इलाज अधूरा रहेगा।
तीसरा कदम: स्कैल्प को स्वस्थ बनाना
स्कैल्प बालों की जमीन है।
अगर स्कैल्प में:
डैंड्रफ
खुजली
फंगल इंफेक्शन
सूजन
फुंसी
है, तो बालों की जड़ कमजोर होगी।
इसलिए स्कैल्प का इलाज जरूरी है।
चौथा कदम: पोषण अंदर से
बाल बाहर दिखते हैं, लेकिन बनते शरीर के अंदर हैं।
बालों के लिए जरूरी है:
प्रोटीन
आयरन
विटामिन D
जिंक
ओमेगा-3
पर्याप्त पानी
सिर्फ सप्लीमेंट नहीं, सही भोजन सबसे बड़ा इलाज है।
पांचवा कदम: तनाव और नींद सुधारना
आज बाल झड़ने का सबसे बड़ा कारण है —
तनाव + नींद की कमी
योग, ध्यान और आराम बालों के लिए भी उतने ही जरूरी हैं जितने दवाएं।
छठा कदम: सही इलाज का चुनाव
बालों का इलाज कई स्तरों पर होता है:
आयुर्वेदिक रूट ट्रीटमेंट
मॉडर्न ट्राइकोलॉजी
PRP या थेरेपी
जीवनशैली सुधार
सबसे अच्छा परिणाम तब आता है जब:
आयुर्वेद + मॉडर्न साइंस साथ मिलकर चले
सातवां कदम: धैर्य और निरंतरता
बालों का इलाज तुरंत नहीं होता।
बाल उगने में समय लगता है:

3 महीने में सुधार
6 महीने में बदलाव
1 साल में अच्छे परिणाम
इसलिए धैर्य सबसे बड़ी दवा है।
निष्कर्ष: स्वस्थ बालों का पूरा रास्ता
बालों को हेल्दी बनाने का रास्ता यही है:

- कारण पहचानें
- जांच कराएं
- स्कैल्प सुधारे
- पोषण लें
- तनाव कम करें
- सही इलाज अपनाएं
- धैर्य रखें

बालों की समस्या कोई अंत नहीं, एक शुरुआत है — अपने स्वास्थ्य को बेहतर बनाने की।
स्वस्थ शरीर, स्वस्थ मन और सही देखभाल से बाल फिर से स्वस्थ हो सकते हैं।

www.ingramcontent.com/pod-product-compliance
Lightning Source LLC
LaVergne TN
LVHW050935210926
848482LV00013B/626